「快・不快による支配」からの脱却

――脳科学的人間論――

気谷 昭広

東京図書出版

はじめに（この本の特徴）

この本はあくまでも科学の本であり、主に生物学的・脳科学的・生物進化学的な見方・考え方に基づいて人間および人間の生き方について考えた本である。

この本の中には仏陀の言葉が多く引用されているが、筆者は特定の宗派や団体に属していないのはもちろん、仏教の教えを「信じている」というわけでもないので仏教信者ですらない。せいぜい仏陀（ゴータマ・シッダールタ）の一ファンといったところである。以前からひろさちや氏の仏教関連の本は少し読んでいたが、近年小池龍之介氏の『超訳　ブッダの言葉』（仏陀が直接語った言葉が超現代語訳で載っている…引用文献①）を読んで感銘を受け、その本から仏陀の言葉を多数引用させていただいた。

一つ一つ引用文献を示す煩わしさを避けるためにも、仏教に関しては①の文献だけから、動物・人間の脳・心に関する実験・調査の結果や科学的事実に関しては②～⑩の文献だけから引用した。もちろん何れも十分信頼に足る文献である。筆者自身の意見・考えは、「～だろう」「～と思う」「～と考える」「～に違いない」などと区別できるように表現した。このような慎重な言い回しではあるが、もちろん内容にはほぼ絶対の自信をもっている（章末の「まとめ」では断定的な表現を用いた）。

科学的であることを大前提にしつつ、これまであまり～ほとんど言われてこなかった見方・考え方を多く示したつもりである。生きる意味・目的について（第一章）、依存症のメカニズムについて（第二章）、うつ病の原因・メカニズムについて（第三章）、依存症とうつ病の関係性について（第四章）、仏陀の主要な教えの解釈について（第五章）、不快感を生じさせる人間の脳内メカニズムについて（第六章）等、これまでとは少し異なる新しい見方・考え方を提案させていただいたが、これらはいずれも独創でも奇抜でもなく、比較的新しい一般的・科学的な理論・情報に基づいた合理的・必然的な結論であると思っている。第七章では第一章から第六章までをふまえ、「いかに生きるべきか」について考えてみた。

筆者は元高校理科教師（地学・生物学）であり、また脳科学・心理学に興味を持ち続けており、それらの分野において解明されてきた科学的事実を組み合わせ融合させて、生きる意味・心の病・仏陀の言葉・人間行動等について新しい見方・考え方を示すとともに、新しい人間観・人生観を提示することができたと思っている。科学的かつ新しい人間論・生き方論であり、一般の方々はもちろん脳科学・生物進化・心理学・仏教・哲学・人間学・人生論等に興味・関心が深い方々にも、ぜひご一読いただいてご意見を伺いたいと思っております。

「快・不快による支配」からの脱却◇目次

第一章

何のために生きるのか

「人は何のために生きるのか」「生きる目的は何か」といった議論は、遅くとも2500年ほど前から古今東西で行われてきた。宗教・哲学を含め様々な分野で様々な考えが出されてきたが、その答えは実は意外と簡単であると思う。脳科学によって明らかになってきた真実と、人は動物から進化したという自明の理を元に考えれば、自ずと答えが見えてくる。

(1) 何のために生きるのか（動物）

◆自己維持と自己複製を行うために

現代生物学において、生命は、①細胞からできている、②自己維持を行う（食べるなどして自分の体を維持する）、③自己複製を行う（子孫を残す）、④進化する、の四つの特性をもつと考えられている。つまり、全生命に共通する特徴はこの四つであり、生命というからにはこの四つの特徴を全てもっている、というわけである。

この四つの特性の中で生き方の問題に関わってくるのは、②自己維持と③自己複製である。何しろ自己維持と自己複製を行わないことには、その生物種は地球上の生命として存在していくことができない。よって地球上の全ての生物種は、自己維持と自己複製だけは行うようにつくられている。個体差や例外はあるにせよ、種内の全生物個体においても、基本的に自己維持と自己複製だけは行うようにつくられていると言える。よって全生命に共通する生きる目的があるとすれば、それは「自己維持と自己複製を行うこと」であるに違いない。地球上の全ての生命は、自己維持と自己複製を目的として生きている、と言えるのである。

そして動物の場合、自己を維持するために食欲・睡眠欲・休息欲等があり、自己を複製するために性欲等がある。よって全ての動物は、食欲・性欲等を満たすことを目的として生きている、とも言える。

また全ての動物において、食欲・性欲等と脳内の快感神経系とが遺伝的・本能的に強く結びついており、これらの欲望が満たされそうな時や満たされた時に、快感神経系が強く活性化して強い快感が生じるしくみになっている。よって全ての動物は、快感神経系を活性化させることを目的として生きている、とも言える。

以上から全ての動物は、自己維持・自己複製を行うこと≒食欲・性欲等を満たすこと≒快感神経系を活性化させること、を目的として生きている、と言えるのである。

◆快感神経系を活性化させるために

神経細胞は、細胞内部では電気的な信号で情報を伝え、細胞と細胞の間のシナプスでは化学的な信号（神経伝達物質）で情報を伝えている。人間の快感神経系では、ドーパミンという神経伝達物質が用いられている。

C・エレガンスという土中に生息する体長1ミリほどの線虫も、すでにドーパミンを用いた原初的な快感神経系をもっていて、快感神経系の働きを停止させると食欲も失う。快感（らしきもの）を得るために生きるようになったのは、遅くとも線虫段階であるらしい。

ラットの頭に電極を埋め込み、レバーを押すと快感神経系が刺激されて快感が得られるようにすると、ラットは1時間に7000回ものハイペースでレバーを押し続ける。レバーに辿り着くまでの間に足に電気ショックを受ける場所があっても、そこを何度でも踏み越えてレバーのところまで行く。空腹でも喉が渇いていてもレバーを押し続ける。ラットを飢えた状態にすると、快感神経系への直接的電気刺激を求める傾向が更に強まる。以上のことからラットは、自己維持・食欲よりも快感そのものを優先させている（快感さえ得られれば自己維持も食欲もどうでもよくなる）ということがわかる。

子どもを産んだばかりのメスのラットは、赤ん坊を放置してレバーを押し続ける。成熟したオスのラットは、近くに発情期のメスがいても無視してレバーを押し続ける。以上のことからラットは、自己複製・性欲よりも快感そのものを優先させている（快感さえ得られれば自己複製も性欲もどうでもよくなる）ということがわかる。

同じくラットの実験で、レバーを押すとコカインやアンフェタミン等の薬物が与えられるようにすると、やはり繰り返しレバーを押すようになる。レバーを１００回押してようやくほんのわずかな薬物が1回与えられるだけだとしても、ラットはレバーを押し続ける。衛生状態も食物も水も自分の赤ん坊も交尾相手も気にかけずにレバーを押し続ける。ラットを飢えた状態にすると、薬物を求める傾向が更に強まる。以上のことからもラットは、自己維持・食欲や自己複製・性欲よりも、快感そのものを優先させていることがわかる。

これらの事実や実験から、動物は自己維持・自己複製を行うためというよりも、また食欲・性欲等を満たすためというよりも、快感神経系を活性化させて快感を得るために生きている、と言える。

◆生きる・死ぬよりも大事なこと

遺伝子の破壊によってドーパミンが生成できなくなったマウスは、全く意欲を示さず何もしなくなる。動かず、エサも食べず、水も飲まず、放っておくと餓死してしまう。快感が生じること（ドーパミンが分泌されること）が生きていくための強力な（唯一の？）モチベーションになっているのである。

先ほどの、ラットの頭に電極を埋め込んでレバーを押すと快感神経系が刺激されるようにした実験では、24時間レバーを押し続け、放っておくと餓死してしまうラットもいたという。快感神経系を活性化できなくなると死に至り、また快感神経系を活性化させるために命を捨てることもある。快感神経系を活性化させることは、生き死によりも、つまり生命の存在自体よりも優先されるほどのことなのであり、これこそが動物の生きる目的そのものなのである。

⑵ 何のために生きるのか（人間）

◆快感を得るために

脳を刺激してうつ病・統合失調症等の症状を軽減することが目的で、患者の頭に電極を埋め込んだケースがある。平均的な知能をもつ24歳の男性患者の場合、本人に電気刺激の発生器の操作を任せると、テレビゲームに夢中になった子どものようにボタンを叩いて快感神経系を刺激し続け、電源を切る時は激しく抵抗した。慢性痛のコントロールのために頭に電極を埋め込んだ女性患者は、多い時には一日中快感神経系を刺激し続け、刺激の強度調整ダイヤルを回す指先に慢性の潰瘍ができた。快感を得るために必死になるところは、動物も人間も全く同じであるようだ。

一度でも覚醒剤を使用した人の多くは、覚醒剤を手に入れるためにありとあらゆる努力をするようになる。有り金を使い果たしたり更なる犯罪を犯したり闇の世界とつながりをもったりするなど、我が身を危険にさらすこともいとわなくなる。そして飲まず食わずになったり幻視・幻聴が現れたりして、身も心もズタズタになっていく。明らかに、「自分の命」よりも「快感を得ること」を優先させてしまうのである。

動物と同じく人間も、自己維持や自己複製のためというより、また食欲や性欲を満たすためというより、快感を得るために（快感を得ることを目的として、快感を得ることを最優先させて）生きていくようにつくられているのである。

地球上に哺乳類が出現したのは約2億2000万年前であり、人類の出現は600万～700万年前である。人類はつい最近誕生した新参者の哺乳類である。体の構造も脳の構造も人間と動物は基本的に同じであり、人間も基本的に快感神経系を活性化させることを目的として生きているのである。

快感神経系を活性化させるために（自分にとって楽しいことを行うために）、多くの人は莫大な時間・費用・労力を注ぎ込むし、快感を追求し過ぎて依存症に陥ったり犯罪に走ってしまったりもする（第二章）。そして快感神経系が慢性的に不活性化してしまった状態が、うつ病でありうつ病が元になった自殺であると考える（第三章）。快感神経系を活性化させるという本来の生きる目的が達成できなくなれば、もう死ぬしかなくなってくるし、その前段階がうつ病であるということかも知れない。快を得ることはそれ程重大なことなのである。

快を得ることが生きる目的だなどと言うと、「不謹慎だ」とか「非道徳的だ」などと誰かに怒られそうだが、誰がどう感じようと真実であるならば致し方ないだろう。これは道徳や倫理の問題ではなく、脳の構造・機能の問題なのである。

◆人間行動の観察から

以上生物学的・脳科学的・生物進化学的に考えて、「人は快を得るために生きている」という結論を得たが、この結論は現代の人間行動の観察によっても明らかであると思われる。

仕事を生き甲斐・趣味・楽しみ・目標・目的等にしている人もいれば、生活や生き甲斐・趣味・楽しみ・目標・目的等のために仕事をしている人もいるだろうが、ほぼ全ての人が何らかの生き甲斐・趣味・楽しみ・目標・目的等をもって生きていることは確かだろう。中には、きつくて辛そうなこと、極めてマニアックなこと、危険なこと、犯罪まがいなこと、人から嫌われるようなことなど、他者からは理解し難いような行為を生き甲斐・趣味・楽しみ・目標・目的等にして生きている人もいる。やっていることは皆千差万別であり、一見てんでバラバラだが、その生き甲斐・趣味・楽しみ・目標・目的等によって「快を得ようとしている」という点は全ての人に共通していると言えるだろう。

つまり現代の人間の行動を素直に観察するだけでも、やはり「人は皆快を得るために（快を得ることを目的として）生きている」と言えるのである。

◆ありとあらゆる手段が可能

遅くとも哺乳類段階以降、食欲や性欲以外の事柄でも快感が生じるようになってきた。そして人間に進化して以降は、とてつもなく多くの事柄から快感が得られるようになってきた。日常系の手段として、飲食・外出・散歩・買い物・会話・交遊・読書・音楽・テレビ・映画・ゲーム・体操・スポーツなど。真面目系の手段として、仕事・学習・トレーニング・思考・情報収集・創作活動・慈善活動など。宗教系の手段として、瞑想・祈り・儀式など。やばい系の手段として、タバコ・薬物・ギャンブル・酒・危険行為・犯罪的行為など。

これらの手段はいずれも、快感神経系を活性化させることによって人間の脳に快感をもたらす。つまり人間の場合、ありとあらゆる事柄が快感神経系と結びつきを持つことが可能であり、よってありとあらゆる事柄を生きる目的にすることが可能である。無数にある快感神経系を活性化させる手段（生きる目的を達成する手段）の中から、依存性が強かったり命の危険があったり人に迷惑をかけたりする手段は避けつつ、真に自分に合ったいくつかの手段を見つけて快感を得ながら生きていけばいい（生きる目的を達成していけばいい）、ということになるだろう。

◆他者のために生きる？

ネットの「名言＋Quotes」というサイトに、人生の意味や目的について、偉人・有名人の名言・格言が67点のっている。正直、取るに足らないもの・ハッタリ的なもの・ズレているもの・意味不明なもの等も多いが、そういったものは取り除いた上で最も多いのは、「他者のために生きる」というものである。例えば、「誰かの為に生きてこそ、人生には価値がある。」（アインシュタイン）「人生の唯一の意義は、人のために生きることである。」（トルストイ）など。

これらは確かに立派な考え方であるし、このように考えて行動している人がいることも事実だろう。しかし動物はこのように行動していないはずだし、動物から進化した人間も本来このように行動していないはずだろう。つまり、もっぱら他者のためだけに生きるというような考え方・行動パターンは、人間の本質ではないし人間全般に共通するものでもないと思う。

人の役に立つ行為が快感神経系と強い結びつきをもつようになった人もいることは確かだろうが、それだけが人としてあるべき姿であるなどとは到底言えないだろう。実際、もっぱら自分のために生きている人・自分の好きなことだけをやって生きていきたいと思っている人・人の役に立とうが立つまいが関係ないと思っている人……などもたくさんいるだろうし、そういう人達が人生の意味や目的をはき違えているとか、そういう人達の人生には価値や意義がないとかまでは到底言えないだろう。

◆幸福になるために生きる

前に述べたように、動物も人間も快感を得ることを目的にして生きている。よって動物にも人間にも共通する生きる意味・目的としては、「人生の義務は、ただひとつしかない。それは幸福になることだ。」（ヘルマン・ヘッセ）という言葉が67点の中では最も的確であると思われる。

実際、楽しいこと・興味深いこと・心地良いこと・スカッとすること・うっとりすること・感動すること等がない人生なんて、一体何の意味があるのだろうと思ってしまう。また、自分自身が不快感に支配され続け、その不快感を周囲にバラまき、周りの人達にも不快な思いをさせ続けているような人は、一体何のために生きているのか不思議になる。

◆具体的な生きる意味・目的は自分で

また前に述べたように、人間はありとあらゆる事柄を快感神経系と結びつけていくことが可能であるのだから、具体的な生きる意味・目的は自分で決めていけばいい（自分で決めていくしかない）。これこそが人間に与えられた最大の特権であると思う。しかし自分で具体的な生きる意味・目的が決められない場合は、刹那的な楽しみくらいしかなくなってしまう（まぁそれでも悪くはないだろうけど）。よって人間の生きる意味・目的としては、「人間が自分で意味を与えないかぎり、人生には意味がない。」（エーリッヒ・フロム）という言葉が67点の中では最も的確であると思われる。

◆無意識の世界に耳を傾ける

生きる意味・目的を自分で決めていくと言っても、頭（理性）や浅い感情だけで決めていくのは問題であると思う。筆者の経験から言っても、「これができれば役に立つだろう」とか「これができればかっこいいだろう」などと安易に考えて（思って）始めたことは、結局本来の自分に向いておらず、お話にならないまま終わってしまうことがほとんどだった。

自分の広大な無意識の世界に耳を傾け、できるだけ心の深い部分から湧き上がってくる欲求を大事にして生きる道を決めていくことが肝要であると思う。なおその際には、幼少期〜小学生の頃の自分の行動・嗜好・気持ち・感覚にヒントが秘められている場合が多いと思う。やはりその頃は素の自分が最もよく現れているのだろう。

(3) 第一章のまとめ（※はまとめのまとめ）

＊動物も人間も、自己維持や自己複製のためというより、また食欲や性欲を満たすためというより、快感を得るために（快感を得ることを目的として、快感を得ることを最優先させて）生きていくようにつくられている。

＊人間は千差万別でてんでバラバラの生き甲斐・趣味・楽しみ・目標・目的等を持って生きているが、それらによって「快を得ようとしている」という点は全ての人に共通している。

＊無数にある快感神経系を活性化する手段（生きる目的を達成する手段）の中から、依存性が強かったり命の危険があったり人に迷惑をかけたりする手段は避けつつ、真に自分に合ったいくつかの手段を見つけて快感を得ながら生きていけばいい（生きる目的を達成していけばいい）。

＊もっぱら他者のためだけに生きるというような考え方・行動パターンは、人間の本質ではないし人間全般に共通するものでもない。

＊人間はあらゆる事柄から快感を得ることが可能であり、具体的な生きる意味・目的は自分で決めていけばいい（自分で決めていくしかない）。

＊自分の無意識の世界に耳を傾け、心の深い部分から湧き上がってくる欲求を大事にして生きる道を決めていくことが肝要である。

※生物学的・脳科学的・生物進化学的・人間行動学的に、動物も人間も快感を得ること（快感神経系を活性化させること）を目的として生きている。人間はあらゆる事柄から快感を得ることが可能であり、具体的な生きる意味・目的・手段は自分で決めていくしかない。

第二章　快感神経系と依存症

第一章で述べたように、人は快感を得るために生きていると言える。人に快感を生じさせるのは、脳内の快感神経系という神経回路網である。この章の⑴では、その快感神経系について考えていきたい。快感を得ることが生きる目的であるとしても、快感を得るために危険な手段を用いたり、一つの手段を追求し過ぎたりすると、そこには依存症というワナが待ち受けている。⑵〜⑹では依存症のメカニズムについて、⑺〜⑼では各種依存症について考えていきたい。

⑴　快感神経系とは何か

◆快感神経系とは

快感神経系は、報酬系、A10神経などとも呼ばれ、脳の中央深部から前方部にかけて広く分布している神経回路網であり（図1）、神経伝達物質としてドーパミンを用いている。活性化

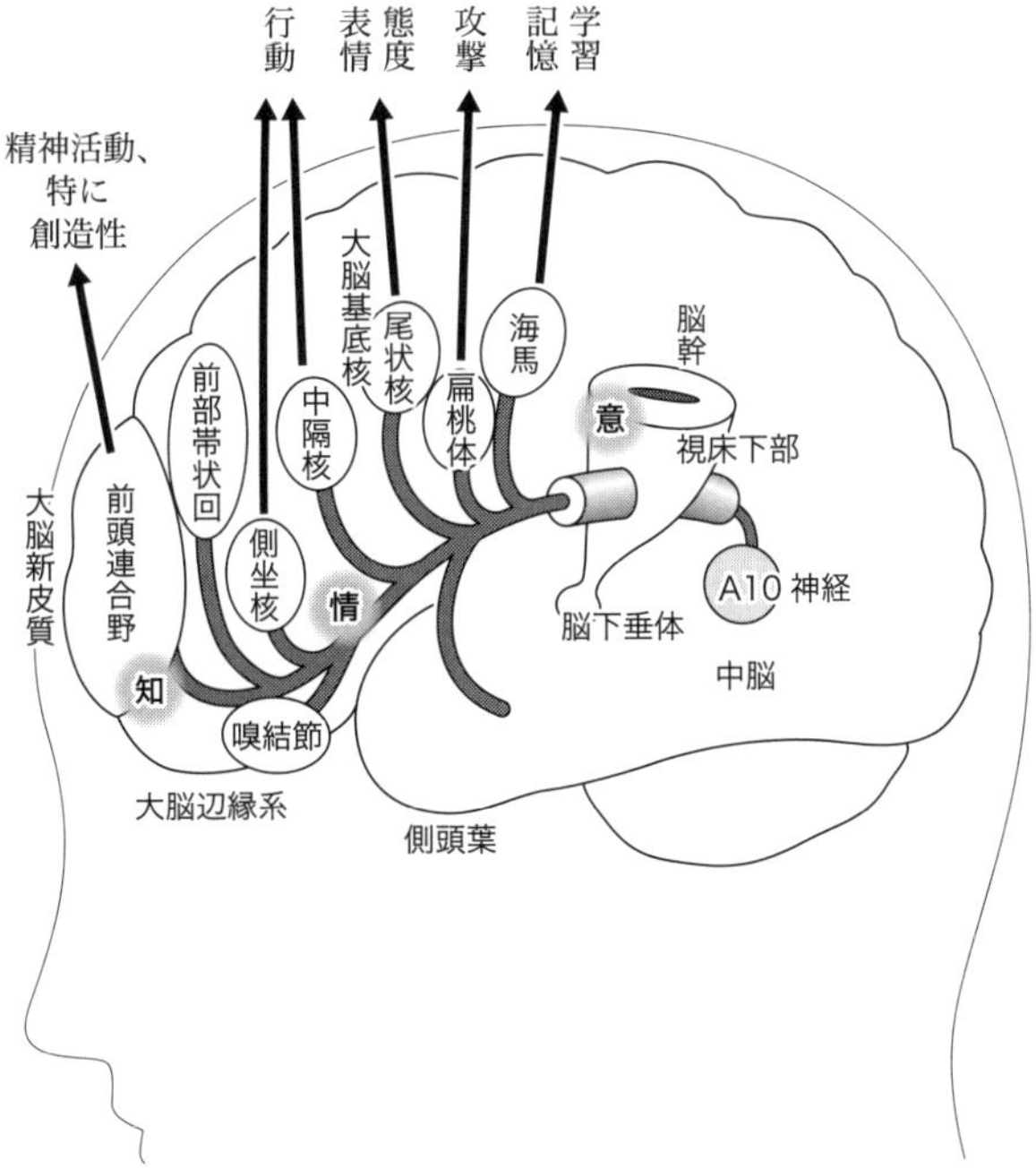

図1　快感神経系のつながり

（中脳から前頭連合野まで延び、様々な脳機能と関わる）

すると快感が生じる神経回路網であり、食や性とは先天的なつながりをもっている。

趣味・楽しみ・生き甲斐とは、快感神経系と強いつながりをもつようになった事柄（神経回路網）であると言える。人は快感を得るために生きている、つまりこの快感神経系を活性化させるために生きている、と言える。

◆欲求とは何か

脊椎動物の脳内には、快感神経系が低次脳のほとんどを占めるほど広範囲に広がっている（図2）。この部分を電気で刺激すると、自らその電気刺激を求めるようになる。

何かを経験することによって快感神経系が活性化すると、その経験を繰り返したいという欲求が生じる。そのため、先天的にせよ後天的にせよ快感神経系とつながりをもった経験や行動が、その後も繰り返し行われていくことになる。

欲求とは、快感神経系とつながりをもつ行動を行うことに

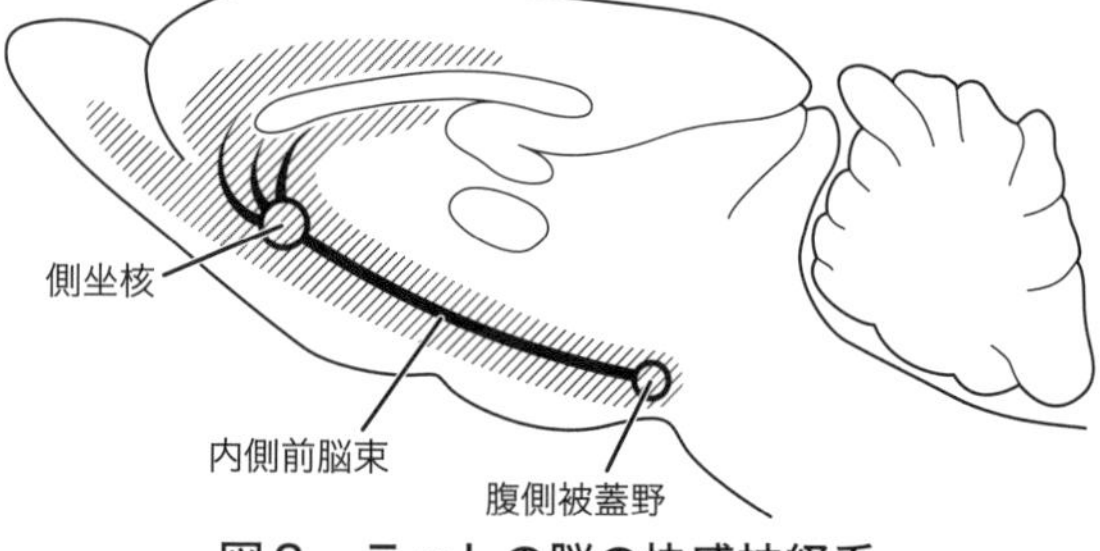

図２　ラットの脳の快感神経系
（濃い線および斜線部分が快感神経系）

よって、快感神経系を活性化させようとする心的傾向のことである。それは生きる目的を達成しようとしていることに他ならない。

◆快感のために命をかける

第一章で述べたように、遺伝子が破壊されてドーパミンが生成できなくなったマウスは、何もしなくなってやがて餓死してしまう。ドーパミンが出なくなると命まで落としてしまうのだから、ドーパミンを出すために（快感神経系を活性化させるために）命がけになる（自分の命すら犠牲にする）動物や人間がいても不思議ではない。例えば、薬物やタバコが原因で死にかけているのに薬物やタバコがどうしても止められない人など。また、スカイダイビング・ハンググライダー・パラグライダー等のスポーツも、スピード違反・万引き・痴漢・盗撮等の犯罪行為も、身の危険を冒して必死にドーパミンを出そうとしているとも言えるだろう。

◆生きるための原動力

一旦ある事柄が快感神経系と強いつながりをもつと、その事柄に関する情報が入ってきた時も、その事柄に関する欲求が生じた時も、その欲求が満たされることを想像した時も、その欲求が満たされそうだという予測が生じた時も、その欲求が実際に満たされつつある時も、その欲求を満たし終わった時も、すべて快感神経系が活性化して快感が生じるようになる。

快感神経系は、情報の入力↓欲求の形成↓欲求を満たす想像・予測↓欲求を満たすための行動↓欲求を満たし終えた後の休息、という一連の過程における全ての段階に深く関わっている。快感神経系は、「快感をもたらす行為」に対する遂行前の動機付けから遂行後の報酬付与までを行っており、快感神経系が働くことによって快感をもたらす行為が遂行されるのである。快感神経系が活性化すること（つまり快感を得ること）は、行動するための（つまりは生きるための）原動力なのである。

(2) 依存症とは何か

◆依存症とは

依存症とは、特定の化学物質（薬物、タバコ、アルコール等）や特定の行為（買い物、ギャンブル、ゲーム等）に対する抑え難い欲求に囚われ、またその欲求が満たされないと非常に不快な精神的・身体的症状が生じるため、自分で自分をコントロールすることが難しく、社会的・経済的・健康的に重大な問題があるとわかっていても続けてしまう状態である。

◆依存症の特徴

『二重洗脳』『依存症のカラクリ』等の文献をもとに、依存症の特徴として次の4点が挙げられると考える。これらの特徴は、依存症の症状が進行するにつれてほぼ①→④の順で表れてくると考えられる。

①特定の化学物質や特定の行為に対する欲求が抑え難くなってくる。（欲求が増大する）
②耐性が生じ、実際に生じる快感は減少してくる。（快感が生じにくくなる）
③他の趣味や楽しみが持てず、食事・音楽等の日常的な喜びも感じにくくなり、依存対象によってでしか快感が生じない状況になる。（欲求が一つに絞られる）
④依存対象によって快感を得続けていないと、すぐに心が不安定化するようになる。（すぐにイライラするようになる）

次に、それぞれの特徴が生じる理由について考えていきたい。

⑶　欲求が増大する理由

◆強い欲求をもちやすい

動物も人間も、快感を得ることを他の何よりも優先させる傾向がある。依存性物質・行為には強い快感を生じさせる効果があり、よってそれらに対する強い欲求も生じやすい。依存性物質・行為は、一度や二度経験しただけのような初期の段階から、強い快感が得られ強い欲求をもちやすいと言えるだろう。

◆欲求が更に増大する

神経細胞と次の神経細胞との接続部分をシナプスという。脳の神経細胞において、刺激を繰り返すことによってシナプスの連結強度が持続的に高まる、つまり刺激を受け取る側の細胞により大きな興奮が生じるようになる、という現象が知られている。例えば毎秒20回のパルスを300回流すことを数回繰り返すと、その後何時間にもわたり、パルスを受けたときの反応が大きくなる。これが「長期増強」という現象であり、脳のあらゆる部位において（ほぼ全てのシナプスにおいて）見られる。勉強やトレーニングはこのようなメカニズムによって身についていくのだろう。

薬物やタバコや酒の摂取の結果として、快感神経系に長期増強が起こることが知られている。つまり、薬物やタバコや酒を繰り返し摂取しているうちに、それらによって生じる快感が次第に大きくなり、それらに対する欲求も次第に大きくなっていくのである。

つまり依存症の初期の段階では、依存対象によって生じる元々強い快感・欲求が、神経細胞の長期増強によって更に増大していくのである。

(4) 快感が生じにくくなる理由

◆快感神経系の機能低下

依存症初期は快感神経系が増強されて快感・欲求が増大していくが、中期以降は逆に快感神経系の機能が低下して快感や喜びが生じにくくなるということがわかってきた。快感・欲求を追求して快感神経系を活性化させ続けることにより、その機能が低下してしまうのである。使い過ぎた部分の機能は低下していく（使い過ぎるとダメになっていく）という、当然と言えば当然の結果である。例えば、豪華な食事を自由に食べられる状況に置かれたラットは、40日後には通常の食事を与えられていたラットと比べて脳に快感が生じにくくなる。また、コカインやヘロインを慢性的に投与されたラットや人間も快感が生じにくくなる。

依存症の中期以降は、快感神経系の機能が低下してくるため、また薬物依存の場合は薬物に対する体の抵抗力も上がってくるため、依存対象による効果が弱まる（耐性が生じる）ということになるのである。

一旦依存症に陥ると心のコントロールが不可能になり、脳・体の正常な構造・機能が壊れるまで（壊れてから以降も）快感・欲求を追求し続けてしまうのである。

⑸欲求が一つに絞られる理由

◆耐性、渇望

薬物依存だろうがギャンブル依存だろうが依存症患者には、耐性（快感の減少）、渇望（切望、熱望）、離脱症状（禁断症状）、再発……という現象が共通して見られる。依存症の中期以降、耐性が生じて快感や喜びが生じにくくなるのなら、依存している行為に対する欲求が低下したりその行為を止めてしまったりしそうなものだが、実際はますますその行為にのめり込んでいく（渇望が起こる）。なぜだろうか？

◆渇望のメカニズム

依存症に陥るとドーパミンの出そのものが悪くなってしまう。依存対象以外の事柄では、ドーパミンの出が元々悪かった上に更に悪くなるので、ほとんど快感が生じなくなる。依存対象によるドーパミンの出は元々良かったために、以前より出が悪くなっても他の事柄よりは快感が生じ、快感が生じるほぼ唯一の手段となる。よって欲求が依存対象に向かうしかなくなる、ということではないだろうか。

快感が生じにくくなっても（ドーパミンの出が悪くなっても）、それにつれて欲求も低下するとは限らない。快感を得ようとする本能的傾向には変わりがないから、何とか快感を得ようとして（ドーパミンを出そうとして）欲求が強まる可能性も十分にあるだろう。そしてその欲求が、快感を得るほぼ唯一の手段となってしまっている依存対象に集中して向かう、それが渇望である、ということではないだろうか。

◆依存症のメカニズム

前記のことを、図を用いつつまとめてみる。元々依存対象によって、他の事柄によるよりも多くのドーパミンが出ていた（図3①）。これは、依存対象にドーパミンを強く出す性質がある上に、(3)で述べた長期増強が起こったためである。しかし快感・欲求を追求し続ける（快感神経系を活性化させ続ける）ことによって快感神経系の機能が低下し、ドーパミンの出が全体的に低下し（耐性が生じ）、依存対象によってでしか快感が生じない状況に陥ってしまう（図３②）。

　人間は快感を得るために生きているのだから、図３②のような状態（快感が得られる手段が一つに限定されてしまった状態）になれば、欲求がその対象に集中して向かう（その対象に病的にしがみつく）しか生きる道がなくなる（渇望）。これが依存症の正体・本質・メカニズムであると考える。

◆一日中浸る

普通なら意識的・無意識的に、色々なもの・こ

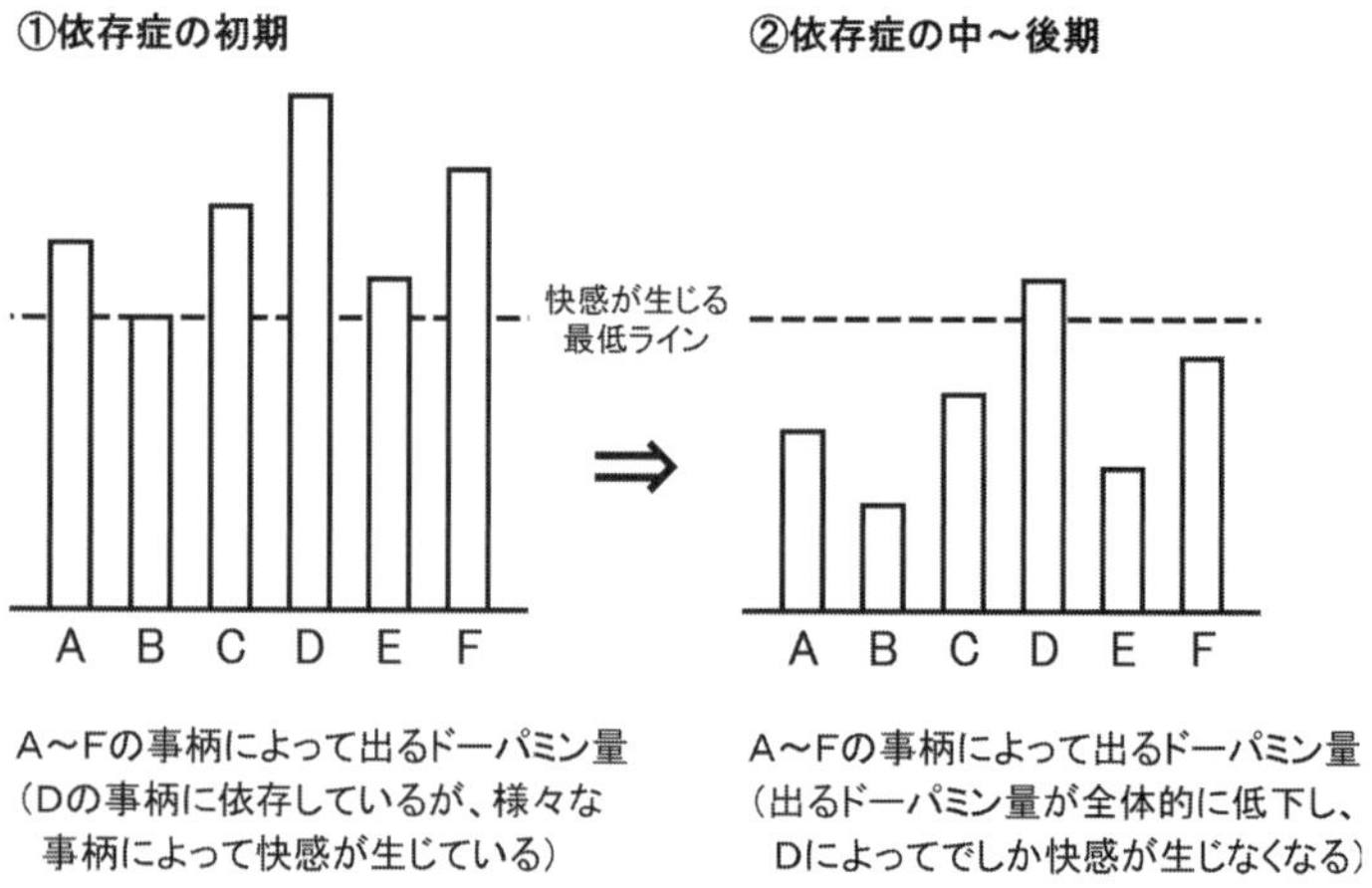

図３

とから順繰りに快感を得ていこう、特定のもの・ことからの快感はある程度以上の間隔をあけながら得ていこう、などとするはずだが、依存症に陥ると快感が得られる手段が一つに限定されてしまうために、年がら年中同じもの・ことから快感を得続けようとしてしまう。

　生きる目的を達成するための手段が一つしかない状態であり、よって一日中酒浸り、タバコ吸い続け、パチンコ三昧、ゲーム三昧……などということにもなってしまうのだろう。

⑹ すぐにイライラするようになる理由

◆快と不快は反比例

快（快感神経系の活性）と不快（扁桃体の活性）は反比例の関係にあると考えられる（第三章、第四章）。依存症の中期以降は、快感神経系の機能が低下して活性化できる手段も一つに限られてくるため、反動的に扁桃体の活性が上がって不快感に支配されることが増え、ちょっとしたことでイライラしたり怒ったりするようになるのだろう。

　何かに強く依存し続けることによって、あらゆる快感が生じにくくなり何をしても楽しめなくなってくる、そして絶えずイライラや不安や怒りに支配されるようになってくるのである。

(7) 薬物・タバコと依存症

◆薬物・タバコの危険性

動物も人間も本来快感を得るために生きている。覚醒剤・コカイン等の薬物は安易に強力な快感が得られる（安易に強力な生き甲斐が得られる）ため、動物も人間も容易にそれらに依存してしまう。それらは飲食よりも直接的で強力な快感を引き起こすため、飲まず食わずになって身も心もボロボロになり、自己維持すら困難になってしまう人が大勢出てくることになる。

安易に手に入り安易に使えるものほど、また強い快感が生じるものほど、依存症患者が多くなる。その代表がタバコである。タバコはその辺の自販機ですぐに買える上に、吸ってわずか10秒ほどで強い快感が生じる。よって依存症に極めて陥りやすい。もちろんタバコの煙に250種類以上の有害物質や60種類以上の発ガン性物質が含まれること、それらを近くにいる人にまで吸わせてしまうこと等も大いに問題である。

薬物・タバコは直接脳・心に作用し、依存性が非常に高く、また体に様々な害を及ぼすなど、極めて危険である。毒性の強い味・臭いや体調・体内環境の変化を敏感に感じ取ること、危険性について十分理解し認識すること等が、薬物・タバコの害から身を守る上で非常に重要だろう。つまり快を求める暴走を防ぐためには、感覚や理性の働きが極めて重要なのである。

(8) 食と依存症

◆快感神経系と食欲・肥満

一般に肥満傾向がある人は、ドーパミンが伝わりにくく快感神経系が活性化しにくいという。また、一般の人にドーパミンが出にくくなる（伝わりにくくなる）薬を投与すると、食欲と体重が増加する。つまり、快感が得にくいとその分たくさん食べてしまう傾向があるというわけである。逆に、ドーパミンが出やすくなる（伝わりやすくなる）薬を投与すると、食欲と体重が低下する。

食べてもあまりおいしいと感じない人が、ついつい食べ過ぎて肥満になりやすいということらしい。食べ過ぎの人・肥満の人は、食べることによって生じる快感、食べ過ぎることによって生じる不快感、肥満していることによって生じる不快感の、いずれもが感じにくいようだ。まず食べる量を減らし、食べ物本来のおいしさや食べることの楽しさ・ありがたさを感じ取るようにしていくこと、また自分の体調や体内環境の変化を敏感に感じ取るようにしていくことが、食べ過ぎ・肥満を防ぐ第一歩であるように思う。快感神経系も感覚神経も脳の感覚野も、適度に使ったり意識を向けたりすることによって機能を上げていくことが可能であろうから。

◆摂食障害

摂食障害には拒食症と過食症があり、思春期・青年期の女性に多い。拒食症者は食事の量を非常に制限し、かなりやせた状態になっても体重が増えることを強く恐れる。過食症は自然な（生物的な）空腹感よりも心理的な飢餓感が背景にあり、食べ始めると止まらない。体重の増加を防ぐため、また更に食べるため、無理な嘔吐や下剤の乱用が見られたりする。拒食から過食へ移行したり、拒食と過食を繰り返したりすることも少なくない。

拒食の人は、太ることに対する嫌悪感・恐怖感と、やせることによる快感・満足感に支配された状態（やせることに依存した状態）であると言えるだろう。過食の人は、心理的背景は様々あるにせよ、食べることによる快感に支配された状態（食べることに依存した状態）であると言えるだろう。拒食の人も過食の人も、空腹・栄養不足・体力不足・胃もたれ・栄養過多・体重増等の体内感覚や理性・客観性よりも、快・不快の感情をはるかに優先させていると言えるだろう。

感覚神経を十分働かせ、体内の状況を敏感に感じ取るようにしていくこと、理性を十分働かせ、感情をコントロールするとともに自分の行動や外見を客観的にとらえるようにしていくことが、摂食障害を防ぐ鍵ではないだろうか。

⑼ 酒・高齢者と依存症

◆アルコール依存症

アルコールは、快感神経系を活性化させるとともに前頭前野（理性）の働きを抑制することによって、人に心地良い気分をもたらす。安易に手に入ることもあり、依存症に陥りやすいものの代表の一つとなっている。飲むほどに理性が低下して欲望のコントロールが難しくなり、更に飲んでしまいがちである。

大量に飲酒する人には、脳委縮が高い割合で見られる。飲酒量と脳委縮の間には正の相関が見られ、飲酒量が増えるほど脳が委縮する。認知症の約３割は大量飲酒が原因と考えられ、大量飲酒の経験がある高齢者はそうでない人の４・６倍認知症の危険性が高い。アルコールはその他にも、肝臓病等60種類以上の病気の原因となる。

アルコールの長期作用によって前頭前野の機能が低下し、前頭前野が抑制している扁桃体が活性化しやすくなる。また依存症に陥ることによって快感神経系の機能が低下し、快が生じにくくなって不快が生じやすくなる（つまり扁桃体が活性化しやすくなる）。この二つの理由で、アルコール依存症になると扁桃体が活性化しやすくなり、陰気・うつ・弱気・心配性・楽しめない・イライラしやすい・怒りっぽい……などの症状が表れてくるのだろう。

◆高齢者と依存症

Ａ１というタイプの遺伝子をもつ人はドーパミンの伝達が弱く、食べ物・薬物・酒・買い物・ギャンブル等の依存症になるリスクが高い。他にもドーパミンの伝達を弱めるタイプの遺伝子が多く知られており、これらも複数の依存症に関係している。先天的にドーパミンの出が悪い人（快感が生じにくい人）は、過激なことをしたり依存対象の力を借りたりして何とかドーパミンを出そうとする傾向があるようだ。

先天的にも後天的にも、快感が生じにくい人が各種依存症になりやすいと言えるだろう。絶えず物足りなさを感じている人や何をしても楽しめない人（ドーパミンが出にくい人）が依存症に陥りやすく、逆に小さな喜びを見出せる人や多くの楽しみをもっている人（ドーパミンが出やすい人）は、人生を楽しみながら、また依存症に陥ることもなく生きていけるということだろう。

一般に歳をとるほど楽しいと感じられることが少なくなり、ドーパミンの出も悪くなり、アル中などの依存症に陥る危険性が増す傾向があるのではないだろうか。そして、依存症が進行すると更にドーパミンの出が悪くなり、更に楽しみがなくなってくる。

しかし考えてみれば、長年生きているのに楽しいことが見つけられず、次第に不快な感情に支配されていくなんて情けない話だろう。その上周囲の人にその不快感をばらまいているとしたら最悪だろう。そんな年寄りにだけはならないようにしたいものである。

逆に、歳をとるほど多くの経験を積んで楽しみを増やしていったり、自分のことを深く知り自分が本当に好きなものを見つけていったりすることも、十分可能であるはずだろう。ぜひそういう生き方をしていきたいものである。

⑽ 第二章のまとめ

*快感神経系は脳の中央深部から前方部にかけて広く分布し、神経伝達物質としてドーパミンを用いている。

*動物も人間も、ドーパミンを出すために命がけになる（自分の命すら犠牲にする）傾向がある。

*快感神経系の活性化（つまり快感）は、行動するための（つまり生きるための）原動力である。

*依存症の初期においては、依存対象によって生じる元々強い快感・欲求が、神経細胞の長期増強によって更に増大していく。

*依存症の中期以降は、快感神経系の機能が低下し、ドーパミンの出が全体的に低下し、依存対象によってでしか快感が生じない状態になり、よってその対象にしがみつくことになる。

＊人間は本来快感を得ることを目的として生きているのだが、安易に強力な快感が得られる手段（薬物、タバコ等）に頼ることは依存症に陥りやすく非常に危険である。

＊薬物・タバコ・食べ過ぎ・摂食障害等に見られる感情（快・不快）の暴走を防ぐためには、感覚や理性の働きが非常に重要である。

＊先天的にも後天的にも、ドーパミンが出にくい人（快感を得にくい人、何をしても楽しめない人）が依存症に陥りやすい。小さな喜びを見出したり多数の楽しみをもったりして楽しく生きていくことが、依存症に陥らないためにも重要である。

※人間は快を得ることを目的として生きているが、危険な手段（安易に強力な快感が得られる手段）に頼ったり、感情（快・不快）を暴走させたり、何をしても楽しめない状態に陥ったりすると、依存症に陥る危険性が非常に高くなる。逆に、危険な手段を避けたり、感覚や理性を十分働かせたり、小さな喜びを見出したり、多数の楽しみをもったりすることが、依存症に陥らないためにも楽しく生きていくためにも重要である。

第三章　扁桃体・快感神経系とうつ病

第二章では依存症について考え、そのメカニズム等について少し新しい見方・考え方を示せたと思う。本書では、依存症とうつ病が「二大心の病」であると考えており、この章ではうつ病の原因・メカニズム等について考えていきたい。(1)では、うつ病を引き起こす主要な原因であると考えられる扁桃体について、(2)では扁桃体が活性化し続けて起こると考えられる不安障害（不安神経症）について述べ、(3)〜(7)ではうつ病について様々な角度から考えていきたい。

(1) 扁桃体のはたらき

◆海馬のはたらき

大脳辺縁系（大脳の中で進化的に最も古い部分）の中に、形がタツノオトシゴ（海馬）に似ているため「海馬」と呼ばれている部分がある（図4）。

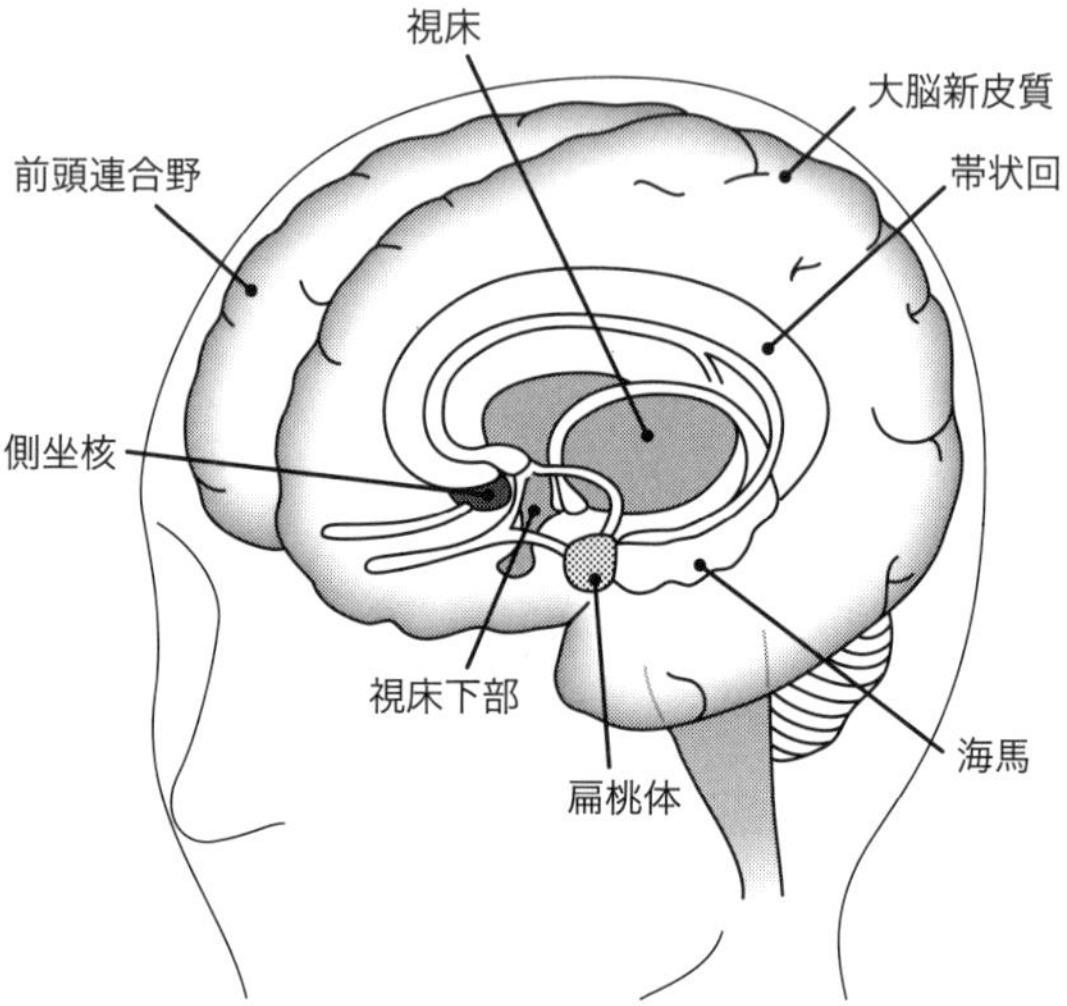

図4　大脳辺縁系の構造

治療のため海馬を除去されたてんかん患者は、新しい長期記憶（数時間〜数十年保持される記憶）を形成する能力を永久に失ってしまった。しかし新しい短期記憶（数十秒〜数十分保持される記憶）は形成でき、また海馬除去以前に形成した長期記憶を思い出すこともできた。また脳画像の研究から、海馬の周囲が活発に活動するほど長期記憶がしっかり形成されることがわかった。以上から、海馬の主な働きは新しい長期記憶を形成することである、と言える。

五感からの情報は、大脳皮質を介して海馬に入ってくる。情報は海馬で取捨選択され、一時的なメモリーとして保持される。そしてその後必要があれば、情報は海馬から大脳皮質へ送られ、長期記憶として保存される。

つまり、海馬は長期記憶を形成する。

◆扁桃体のはたらき

海馬のすぐ前方に、形がアーモンド（扁桃）に似ているため「扁桃体」と呼ばれている部分がある（図4）。

扁桃体は、好き・嫌い（快・不快）を感じる時に強く活性化し、交感神経に働きかけて緊張感を高めたり、すぐ隣の海馬に働きかけて長期記憶を増強したりする。ラットの実験で、学習課題を訓練した直後に扁桃体を活性化する薬物を注射すると、その学習課題に関する記憶が強化される。ある出来事による情動の喚起が大きいほど（つまり扁桃体が強く活性化するほど）、その出来事についての長期記憶の保持が強化される。すごくうれしかったことはなかなか忘れないし、ひどくムカついたこともなかなか忘れられないのである。

つまり扁桃体は、好き・嫌い（快・不快）を判断し、体全体に働きかけたり長期記憶を増強したりする。

◆重要な情報はよく残る

扁桃体は、サリエンスな情報（重要な情報、注意を向けるに値する情報、無視してはならない情報）が入ってきた時に活性化し、長期記憶を強化する。強い快感をもたらす出来事と強い不快感をもたらす出来事は、正反対ではあるが、どちらも生きていく上で重要な情報であるという点では同じであり、よって扁桃体はどちらの出来事に対しても活性化して長期記憶を増強するのである。

◆不快な情報はよく残る

動物実験において、電気ショック等の不快な経験に関する記憶は、エサ等の快の経験に関する記憶よりもよく保持される。不快な経験に関する記憶は、たった1回の経験でも、長時間後でも、よく保持されている。これは一般に、快が生じる出来事よりも不快が生じる出来事の方が命に直接関わることが多いためだろう。

いいこと・良かったことは忘れて、悪いこと・嫌だったことばかり覚えている人がいるが、それはある意味自然なこと・本能的なことであるようだ。嫌なことばかり覚えている嫌な人間にならないためには、何らかの努力や工夫が必要なようである（第七章）。

扁桃体は快にも不快にも反応するが、快より不快に対してより強力に反応するのである。また、快は扁桃体よりもっぱら快感神経系の働きと深く関わっていると考えられる（第二章）。よって以下では、「快＝快感神経系の働き」「不快＝扁桃体の働き」という図式で話を進めていく。

◆怒りや不安に支配された人間のでき方

『心の中で怒りを発火させ、いつまでも反復しつづけるなら、その恨みはいつまでも静まることなく思い出すたび燃え上がり、君には心安まるときがない。』（『超訳　ブッダの言葉』より）

強い情動の喚起によって強力に形成された長期記憶は、活性化させる（つまり思い出す）たびに強い情動が生じることになる。思い出した時の強い情動の喚起によって、その長期記憶は更に強固になっていく可能性が十分考えられるだろう。

不快なことが起こる↓扁桃体が強く活性化する↓そのことの記憶が強固に形成される↓強固に形成された記憶は再生されやすい↓再生すると扁桃体が強く活性化するために、記憶が更に強固になる↓更に再生されやすくなる↓再生によって記憶が更に強固になる……強い不快感と結びついた記憶は、思い出すたびに更に強固になっていく可能性がある。

嫌な記憶は、思い出すたびに強化されていき、やがてそのような記憶が脳の大きな部分を占めるようになることがある。こうやって怒り・不安・不満・恨み・妬み・不快感などに支配された人間ができ上がるのだろう。

⑵ 不安障害（不安神経症）とは何か

◆不安感に支配されている人

『ネガティブな感情にとらわれるとき。たとえば……不安に支配されるとき。……イヤな感情に支配されてしまう不自由さの中に、君は投げ込まれている。』（『超訳　ブッダの言葉』より）
これは扁桃体が活性化し続けることによって不安感等でいっぱいになっている状態であり、不安障害の状態であると思われる。不安障害とは、以前は不安神経症と呼ばれていた症状であり、その中に、「全般性不安障害」「各種恐怖症」「パニック障害」「強迫性障害」「ＰＴＳＤ（心的外傷後ストレス障害）」等が含まれる。

「全般性不安障害」は原因不明の不安感に支配され続けるもの、「各種恐怖症」は特定のものや状況に恐怖心を抱き続けるもの、「パニック障害」は突然動悸・呼吸困難・めまい等の身体症状が起こり強い不安感・恐怖感に襲われるもの、「強迫性障害」は不合理だとわかっていながら不安感から特定の思考や行動を繰り返してしまうもの、「ＰＴＳＤ」は強烈な恐怖体験の記憶が予期せぬ時に繰り返しリアルによみがえってくるものである。いずれも不安感・恐怖感・不快感等に支配されている（扁桃体の活動に支配されている）状態であると言えるだろう。不安障害とは、自分の意に反して扁桃体が断続的に活性化し続け、その活動に支配されている（振り回されている）状態であると考える。

⑶ うつ病の原因

◆セロトニン不足が原因か？

現在のうつ病治療薬の主流は、ＳＳＲＩという脳内のセロトニンを増加させる薬である。しかし３人に１人は効果がない（治らないばかりか効果すらない！）とか、２人に１人は一つ以上の副作用が出るとか、あまり評判がよろしくない。Wikipediaには SSRI の副作用が37種類も挙げられ、その中には不安・神経過敏・情緒不安定・自殺念慮の増加・自殺企図・不眠症等逆効果としか言いようがないものが多数含まれている。またその中に、眠気・傾眠がある。傾眠とは、「軽い刺激で目覚めるが、注意は散漫で、応答や行動は緩慢である。場所と時間がわからなくなったり、この間の出来事の記憶がないことがある。」といった状態である(『睡眠用語辞典』より)。

筆者は、手足のしびれ等の身体症状を訴えているのに抗うつ薬を飲まされ、うつのような状態に陥ってしまったことがある。これは、抗うつ薬によって日中軽い傾眠状態になり、普段できていたことができなくなり、自信を失い、うつ状態に陥っていったということだと思う。実際薬を止めることによって次第に回復した。精神科や心療内科の医師が、治療と称して何でもない人をうつ状態にしてしまうのだから全くひどい話である。セロトニンを増強するうつ病治療薬は、効きが悪いばかりか逆効果の危険性が高いと言えそうだ。

SSRIを服用すると1時間程度で脳内のセロトニン量が増加するが、症状が改善するのは(したとしても)数週間後であるということなどからも、脳内のセロトニンを増やせばうつ病が治るというわけではない、つまりうつ病の原因はセロトニンの減少ではない、と言える。

◆ドーパミン不足が原因か？

広島大学の某教授は、「セロトニンが効かない患者の多くはドーパミンが不足している」「セロトニンはドーパミンを調整することによって間接的に作用している」「ドーパミンが不足している人にセロトニンを増やしても効果がない」などと考えている。セロトニンよりドーパミンの方がより根本的原因であり、ドーパミンを増やすことがより直接的・本質的な治療であるのかも知れない。

パーキンソン病の治療薬（ドーパミンを増強する）が一部のうつ病に有効であるという報告がある。また、ドーパミンを増強する薬が海外でうつ病治療に用いられている。しかしいずれの薬も主流ではなく、効果がそれほど見られるというわけではないようだ。

安易にドーパミンを増やすことは統合失調症につながることが知られている。また特定の神経伝達物質を増やすことが根本的・本質的な治療であるとも思えない。神経系の働きが低下することによって神経伝達物質の量が減少していると考えられ、神経伝達物質の量だけを増やしてもあまり意味がないと思われる。もし効果があるとしても、薬を飲んだ時だけ効く、依存性が生じやすい、などの問題も出てくるだろう。

うつ病等の心の病の根本的・本質的原因は、セロトニン・ドーパミン等の神経伝達物質の量というより、快感神経系などの神経系の機能にあるのではないだろうか。

◆うつ病＝扁桃体の暴走か？

うつ病とは扁桃体が暴走している状態である、または、うつ病の原因は扁桃体の暴走である、という考えが主流になりつつあるようだ。確かに、扁桃体が暴走して嫌な気分に支配され続けた結果うつ病になる、ということはあると思う。しかしうつ病＝扁桃体の暴走ではないと考える。

アメリカでは脳波検査を活用し、うつ病かどうか、うつ病でも不安が増幅しているタイプか単に意欲が低下しているタイプかなど、きめ細かい診断を行っているという。どちらのタイプかによって治療法（磁気を当てる場所等）も異なるという。つまり、扁桃体の暴走が見られず単に意欲が低下しているうつ病も確かに存在するのである（図5C）。

扁桃体が暴走し始めると不快感でいっぱいに

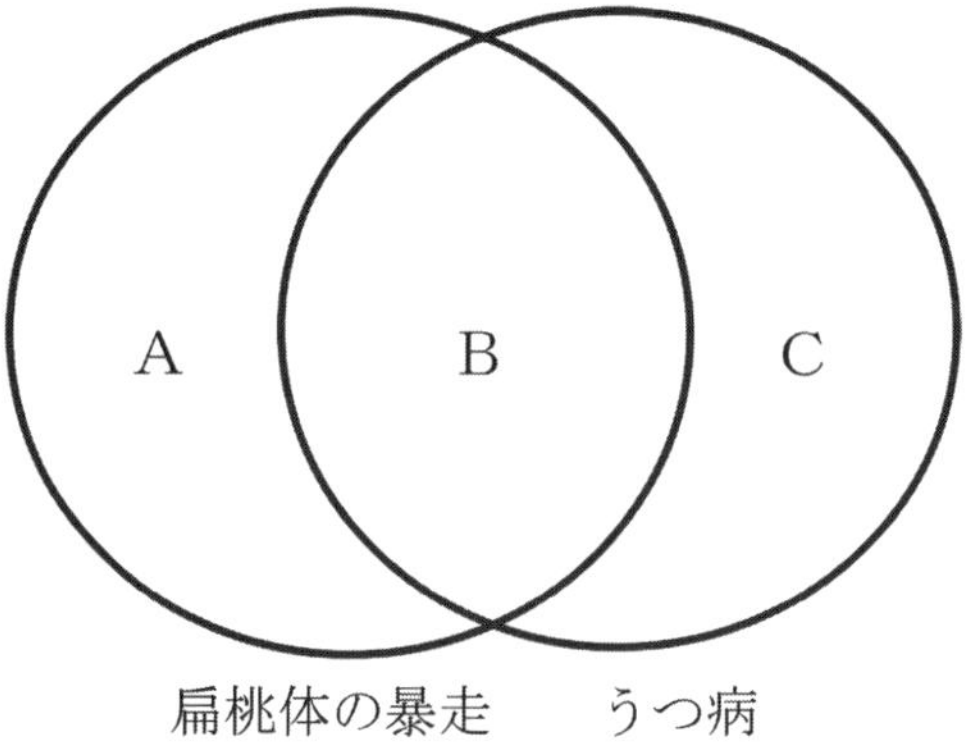

A：扁桃体が暴走しているがうつ病ではない状態。
B：扁桃体が暴走しているうつ病。
C：扁桃体が暴走していないうつ病。

図5

なる。イライラしたり不安になったり、とにかく心が不安定になる。そんな時、人を攻撃し始める人、不安障害的症状が現れる人、うつ状態になる人等、様々に分かれるのだろう。扁桃体を暴走させ、自分のイライラした気分を周囲にぶつけまくるような人が一番はた迷惑な存在であり、扁桃体が暴走した結果うつ病になるような人はむしろ心ある人であると言えるだろう。つまり、扁桃体の暴走の結果の一つがうつ病であると考える（図5B）。

図5に示すように、扁桃体の暴走が原因でうつ病になっている場合が多いが（B）、扁桃体が暴走しているがうつ病でない場合もあるし（A）、また扁桃体が暴走していないうつ病も存在する（C）、つまり、うつ病と扁桃体の暴走は深く関わっている場合が多いものの、うつ病＝扁桃体の暴走ではないし、うつ病の原因がすべて扁桃体の暴走にあるというわけでもない、と考える。

◆脳の委縮が原因か？

コルチゾールは副腎皮質から分泌されるホルモンであり、脈拍・血圧・血糖値を上げたり炎症を抑えたりする作用をもつ。ストレスを受けると分泌され、ストレスホルモンとも呼ばれる。多量に分泌されると前頭葉や海馬が委縮する等の悪影響が生じる。多くのうつ病患者の前頭葉や海馬に委縮等の異変が見られるため、コルチゾール等による脳の委縮がうつ病の原因ではないかという考えがある。

しかし、うつ病患者のすべてに脳の委縮が見られるというわけではないし、老人やアル中患者の多くにも脳の委縮が見られること等から、脳の委縮＝うつ病でないことは明らかだろう。

脳の委縮とうつ病は共にストレスが大元の原因である場合が多く、よって重複して見られるケースが多いのだろう。大元の原因が同じであっても、脳の委縮は、ストレス↓コルチゾール分泌↓脳が委縮、うつ病は、ストレス↓扁桃体活性化↓うつ病と、それぞれ別のルート・メカニズムで起こるのであり、よって脳の委縮とうつ病の間には直接の因果関係はない、つまりうつ病の原因は脳の委縮ではない、と考える。

◆うつ病とは何か 1

(3)においてこれまで見てきたように、現在うつ病の原因と考えられているセロトニン不足・ドーパミン不足・扁桃体の暴走・脳の委縮は、いずれも本質から少しずれていると言えそうだ。それではうつ病の真の原因・本質は何なのだろうか。
脳が活発に活動すると、その分血流量が増える。課題に取り組んでいる間の脳の血流量の変化を測定する光トポグラフィー検査によると、健康な人・うつ病患者・躁うつ病患者・統合失調症患者で脳の血流量の変化のパターンが明らかに異なり、うつ病患者は課題に取り組んでいる間血流量の増加がほとんど見られないのが特徴であるという。うつ病では脳の機能全体が大きく低下しているらしい。

また、健康な人とうつ病患者の普段の状態の脳を比べても、うつ病患者では非常に広い範囲において血流量の低下が起こっている。だからこそうつ病では、認知・記憶・快の感情・意欲・注意力・判断力・興味・思考等、非常に幅広い領域における機能低下が見られるのだろう。

そして機能低下を起こしている幅広い領域の中心（根底）には、広範囲に広がって広範囲の領域とつながりをもち、またあらゆる行動のモチベーションを行っている（第二章(1)快感神経系があるのではないだろうか。つまりうつ病の症状をもたらしている主要な原因は、快感神経系の機能低下にあるのではないだろうか。

◆うつ病とは何か　2

脳画像を用いた研究により、うつ病患者は健常者に比べ、ポジティブな刺激を受けた時の快感神経系の活性が低いことがわかっている。またうつ病患者において、快感神経系の中心である腹側被蓋野や側坐核の活動低下、快感神経系と深いつながりをもつ尾状核や左前頭前野の活動低下が認められている。多くの研究において、うつ病における快感神経系の機能異常も報告されてきている。うつ病と快感神経系の機能低下が深く関係していることは間違いないようだ。

快感神経系の機能が低下した状態とは、ようするに快感が生じなく（生じにくく）なっている状態である。快感が生じない（生じにくい）のだから、当然何かをやろうとする気もなくなってくる。全ての事柄に対するモチベーションが低下し、脳や体の活動が全体的に大きく低下する、それがうつ状態でありうつ病であると考える。まだ十分証拠が出揃っている段階ではないようだが、「うつ病＝快感神経系の機能が恒常的に低下している状態」「うつ病の根本原因＝快感神経系の機能の低下」と考えるのが最も妥当ではないだろうか。

快感神経系を活性化させていくことこそが生きる目的なのであり、生きる目的が達成できなくなっている状態がうつ病なのである。うつ病は脳および生命が非常な危険にさらされている状態なのである。

◆DBSとTMS

薬によらない新しいうつ病の治療法としてDBS（脳深部刺激）とTMS（経頭蓋磁気刺激）がある。DBSでは内側前脳束（快感神経系と扁桃体をつなぐ神経線維の束）への電気刺激によって、TMSでは背外側前頭前野（認知・意欲・判断などに関係する。快感神経系と深いつながりをもち、扁桃体のブレーキ役を担う）への磁気刺激によって、いずれも快感神経系と扁桃体の両方に影響を与え、うつ病の症状を改善させている。

うつ病の治療には、快感神経系と扁桃体の両方への刺激が有効であるようだ。快感神経系を活性化させることがうつ病治療の根本だが、扁桃体の過活動が快感神経系の機能低下の原因になっている場合が多いため、扁桃体の活動を調整することもうつ病治療に有効である、ということであると思われる。

◆うつ病が進行・継続するメカニズム

第二章(1)で述べたように、快感神経系は、情報の入力↓欲求の形成↓欲求を満たす想像・予測↓欲求を満たすための行動↓行動後の休息、のそれぞれの段階で活性化して快感を生じさせる。一旦快感神経系の機能が低下すると（うつ病が始まると）、この全ての段階における快感が生じにくくなって欲求も行動も起こりにくくなり、そのため快感を生じる機会が減って更に快感神経系の機能が低下していく（使われなくなった器官の機能は徐々に低下する）。この悪循環（正のフィードバック）によってうつ病が進行・継続していくのだろう。

◆うつ病が始まる原因

一旦快感神経系の機能が低下する（うつ病が始まる）と、正のフィードバックが働いてうつ病が進行・継続していきがちである。それでは快感神経系の機能が低下する原因（うつ病が始まる原因）は何なのだろうか。

扁桃体の暴走によって反動的に快感神経系の機能が低下する場合と、快感神経系の機能が単独で低下する場合があると考える。そして、前者は恐怖・不安・不快等の体験が原因であり、後者は長期にわたる欲求の抑圧が原因である、と考える（第四章⑶）。

⑷ 魚類〜初期人類とうつ病

◆扁桃体は魚から

最初の脊椎動物（背骨をもつ動物）である魚類は、古生代カンブリア紀に出現した。遺伝子を用いた研究等から、この時代の魚類の脳に、扁桃体と同じ役割を担う脳神経細胞がすでに存在していたことがわかっている。脳は脊椎動物の一つ前、原索動物の段階で出現したが、原索動物の脳からはそのような細胞は見つかっていない。扁桃体は魚類の段階で出現したのである。

その頃の扁桃体は、天敵などの危険情報を受け取ると内臓からストレスホルモンを分泌させ、全身で交感神経を優勢にして戦闘態勢を整える働きをもっていたらしい。魚類はカンブリア紀において、アノマロカリスなどの強力な肉食動物に対抗するため、感覚器官や運動器官を大きく発達させるとともに扁桃体を中心とした有事即応体制を確立したということらしい。

◆魚もチンパンジーもうつ病に

扁桃体は魚類の段階で形成されたが、扁桃体の働きと関係が深いと考えられるうつ病も魚類の段階で生じたらしい。

魚（実験ではゼブラフィッシュ）が天敵からの恐怖を1カ月程度受け続けると、①水槽の底でじっとしている（正常な個体は水槽の中層～表層をひっきりなしに泳ぎ回る）、②一匹ずつバラバラに行動する（正常な個体は基本的に群れをつくって行動する）、③食欲が低下する、④繁殖行動が低下する、⑤体内のストレスホルモンの濃度が通常の2倍程度になる……など、正にうつ病の状態になる。

チンパンジーも、ずっとうつむいたままでいる、悲しげな表情をし続ける、他の仲間と関わろうとしない、他者の目を避ける、食欲がなくなる、寝てばかりいる、表情に全く生気がなくなる……などうつ病の状態に陥ることがある。飼育されているチンパンジーの6割程度が明確なうつ病やPTSDの症状を示すという報告もある（これは多分自由が奪われていることによるストレスが最大の原因だろう）。

魚もチンパンジーも人間も（つまり全ての脊椎動物において）、ストレスによって扁桃体が活性化すること、ストレスによってうつ病のような状態に陥ること、の2点は確かなようだ。

◆狩猟採集民にうつ病はほとんど見られない

人類は600万〜700万年前にアフリカ大陸で誕生して以来、ほとんどの期間狩猟採集生活を送ってきた。農耕を始めたのはせいぜい約1万2000年前以降である。それゆえに、現在もアフリカ・南米・ニューギニアなどで狩猟採集生活を送っている人達こそが人類本来の特徴をもつ人達であると考えられる。

そんな現在の狩猟採集民の一つに、アフリカ・タンザニアのサバンナの奥地に住むハッザの人々がいる。ハッザの人々の研究を10年以上行ってきた文化心理学者によると、数百人調査したがうつ病の人は一人もいなかったという。別の研究者がハッザの人々にうつ状態のレベルを測るテストを行ったところ、そのレベルが極めて低く、うつ病とは全く無縁の状態であったという。他の狩猟採集民の調査からも、統合失調症・知的障害・自閉症などの報告は見られるものの、うつ病の存在を明確に報告するものは見つからないという。

統合失調症・知的障害・自閉症等は、主に遺伝や個体発生等の先天的要因（生まれつきの要因）で決まってくると考えられ、これらは人類の歴史の初期からどこの社会においても見られたものなのだろう。うつ病は魚類以降起こりうる病気ではあるものの、狩猟採集民にほとんど〜全く見られないことから、狩猟採集生活の後に新たに生じた何らかの環境的要因が、うつ病を増加させていったに違いない。

◆身も心も健康である理由

狩猟採集生活では、平等という概念やルールが集団社会の基本になっている。ハッザの人々は、集めた食料をほぼ１００％みんなで分け合う。困った時はグループ間で食料を分け合うこともあるという。行動を共にするグループのメンバーは20人ほどで、血縁関係のない人がメンバーに加わることもある。男は狩りを、女は採集・水くみ・子どもの世話などを行う。狩りに行く時は非常に早足で、一日に30km も歩き、獲物を見つけると猛ダッシュする。

平等、助け合い、少人数での生活、排他的でないこと、全員に役割があること、長距離を早足で歩いたり走ったりすること……などによって心身の健康が維持されているらしい。

◆平等な社会の起源

ニホンザルにはリーダーがいるしオスの順位もある。オオカミやゴリラにもリーダーがいる。群れをつくる動物の多くには上下関係があるようだ。平等な社会はいつ頃どのように始まったのだろうか。

チンパンジーがつくる乱婚社会は、リーダーも順位もない平等な社会である。また霊長類ではチンパンジーに進化して初めて、仲間と協力して他のサル等を襲って食べる「狩り」を行うようになった。また飼育されたチンパンジーの実験で、エサを得るのに相手との協力が必要な場合はエサを公平に分け合うという。以上のことから、チンパンジーの段階において集団で狩りを始めたことがきっかけで平等な社会が生まれた可能性があると考える。

獲物を獲る時には協力関係が生まれやすいし、また獲った獲物を独占し続けることは現実的に難しく、よって自然に皆で分配するようになってきたのではないだろうか。そして狩りをきっかけにして形成された平等な社会は、チンパンジーから分かれて進化しもっぱら狩猟採集生活を営む人類にも受け継がれていったのではないだろうか。

(5) 不平等・不自由とうつ病

◆不平等が扁桃体を活性化させる

脳画像を用いた実験によると、多くの人において、扁桃体は自分が損をした時と得をした時の両方で活性化し、ほぼ公平な時はほとんど反応しないという。自分が損をすればムカついて活性化するが、得をした場合も周囲のねたみを買う等の不安が生じて活性化するということらしい。

平等な社会では生存が不利になる人が出にくいし、人間関係もうまくいきやすい。不平等な社会では、低位の人は生存に不利だし、高位の人も人からねたまれたりして生存に不利になる可能性が十分あるし、また人間関係が悪化しやすい。そのため人は社会に不平等が生じてくるだけでも、本能的・自動的・無意識的に不安を感じて扁桃体が活性化する傾向があるという。

◆農耕文化

約1万2000年前から農耕文化が始まると、人々は水が得られる肥沃な土地に定住し、小麦や米という貯蔵可能な作物を大量生産するようになった。そしてそれにつれて、肥沃な土地・家屋・貯蔵食糧等の財産をもつものともたないものという身分格差が生じるようになった。農耕・定住の開始こそが、人間社会に不平等をもたらし人類にうつ病を増加させた最初の原因・きっかけであるのだろう。

◆競争社会・格差社会

社会に不平等や格差が生じると、下位～中位の人間には、生活が苦しい、自由時間が少ない、本能・欲求を満たしにくい、虐げられる、プライドが傷つけられるなどのストレスがかかりやすくなる。また上位の人間には、責任の増大、過酷な競争、降格する恐怖、孤立する恐怖などのストレスがかかりやすくなる。つまり社会に不平等や格差が生じると、下位～上位のほとんどの人間にストレスがかかりやすくなる。一方で、上位にいる一部の人間は快感を得続けることが可能になるのかも知れない。

一部の上位の人間が快感神経系を活性化させ続ける（快感を得続ける）ことができるようにするために、下位～上位のほとんどの人間が扁桃体を活性化させ続けている（不快感を得続けている）のが競争社会であり格差社会であると言えるのではないだろうか。

◆役職は役割分担

仕事を効率良く進めていくためにある程度の役職は必要だろうが、それは最小限にとどめるべきであり、またそれは一種の役割分担であって決して上下関係ではないという共通認識を徹底させておくべきだろう。そして、自分が偉いと勘違いして人を見下したりパワハラをしたりするような人間は、間違えても（どれ程能力があっても）重要なポストにつけるべきではないだろう。

仕事をしっかり行っていくことは重要だが、みんなが気分良く過ごしていくこともそれに劣らぬくらい重要なのである。

◆権力を集中させるな

近年学校現場において学校長の権限が大幅に強化され、職員会議は管理職が一方的に伝達を行うだけの場になり、教職員の異動も校長の意のままになった。それ以降の十数年間で筆者は、人格障害という言葉がピッタリくるような平気でパワハラを行う校長1人・副校長2人（そのうちの1人は後に校長になったらしい）と出会った。

校長の権限が大幅に強化された上で異常な人間が校長に任命され、支持率0％の人間がトップでやりたい放題やっているような実態があるのである。現場の教職員の意見を十分取り入れてこそ現実の生徒に合わせたまともな教育が可能になるだろうし、現場を知らない（意見も全く聞かない）任命権者が異常な人間を見分けるのは難しいだろうから、一人の人間に強い権力が集中するシステムをつくること自体が間違っていると思う。

◆広い意味での平等が重要

単に「収入が皆同じ」などということではなく、収入・時間的余裕・ストレス・プライド・楽しさ・気楽さ等を含めた広い意味での平等感がもてる社会が理想的であると思う。「収入は少ないけど楽しく過ごす時間が持てるからいい」「体はきついけどいっぱい稼げるからいい」「ストレスはかかるけどプライドが持てる仕事だからいい」などと皆がある程度の満足感をもって生きていける社会がいいのではないだろうか。現代日本において、一人ひとりの個性・適性・価値観・事情等に合わせて、職種はもちろん働き方を多種多様な中から選べるようになってきているのは非常に良いことだと思う。

◆自由が最重要

以上(5)において見てきたように、農業革命によって社会に不平等が生じ、それが人々にストレスをもたらしてうつ病が増加していったと考えられる。しかし「平等」よりも更に重要なことがあると考える。「自由」である。

全員の賃金を同じにすればすべてうまくいくかというと、もちろんそんなことはない。人によって働き具合は大きく異なるから、賃金を皆同じにすればかえって不公平感が湧き上がってくる。「俺はこんなに働いているのに」「あいつはあんなにさぼっているのに」……という具合に。つまり、何をもって平等とするかということ自体が非常に難しくあいまいである。

また、無理やり賃金を同じにするということは、「人よりがんばって働いて多くの収入を得る自由」や「収入は少なくていいから気楽に働く自由」などを抑圧することになる。つまり「平等」は「自由」を抑圧しがちである。更に、所有財産を皆平等にしようなどとすれば、強大な強制力（自由を抑圧する力）が必要になるのは明白だろう。

基本的人権とは、各人が言論・思想・信条・信仰・集会・結社・表現・学問……の自由等を保有する権利であり、自由主義社会において最重要な権利であると言えるだろう。基本的人権が守られているならば多少の不平等は容認できるだろうが、逆に、たとえ平等であるとしても基本的人権が抑圧されているならば精神的に絶え難いだろう。特に言論の自由は絶対的に重要であり、言いたいことも言えないような社会はそれだけでもう生きるに値しないと思う。つまり、「不自由」は「不平等」よりも更に（はるかに）強く人々にストレスやうつ病をもたらすものであると思う。よって、「平等」よりも「自由」の方が当然優先されるべき概念であると考える。

人間が人間として生きていくために、自由であることは必要不可欠である。自由を最大限守りつつ、収入の不平等が行き過ぎないようにしていくこと、階級・役職等さして必要性のない上下関係はなくしていくこと、いかなる組織においても1人の人間に権力を集中させるようなシステムをとらないこと、広い意味での平等感がもてるようにしていくこと、などが重要であると考える。

(6) うつ病のその他の誘因

◆非人間的労働とうつ病

産業革命下のイギリスにおいて、工場労働者の間で心身の不調や不眠を訴える人が続出した。産業革命によって生じた工業化社会が、長時間労働・作業スピードの上昇・徹底した分業化等の非人間的要素を人々に押し付け、そのため人々のストレスが大幅に上昇し、うつ病等の心の病が急増したのである。

狩猟採集時代の後、農業革命によって生じた不平等な社会、産業革命によって生じた生産性を最優先させる非人間的労働、グローバル化によって生じた競争・格差のより一層の拡大等が、ストレスおよびうつ病を急増させていったに違いない。

◆記憶の自発的再生能力とうつ病

ラットに迷路学習等の学習課題が成立することからもわかるように、遅くとも初期哺乳類以降の動物は脳に記憶を蓄えることが可能だが、それらの記憶はもっぱら外部からの刺激をきっかけにして再生されるのだろう。しかし人間は、外部からの刺激なしに勝手に記憶を再生させることが可能であり、それが人間の大きい特徴の一つであると思われる。頭の中だけでものを考える時は、外部からの刺激なしに自発的に記憶を再生させる必要があるだろう。人間は「記憶の自発的再生能力」を身につけることによって思考能力を手に入れたと言えるのではないだろうか。

しかしこの「記憶の自発的再生能力」は、不快な記憶や扁桃体の強化にもつながりやすい。不快な記憶の自発的再生↓扁桃体活性化↓記憶の強化↓更なる再生↓……の繰り返しによって、不快な記憶を強化させつつ扁桃体を活性化させ続け、自ら不安障害やうつ病に陥っていくのは人間特有の現象であるのだろう。他の動物は外部から恐怖等を与えられ続けてはじめてうつ状態になるが、人間はたった一度の恐怖体験でも、それを自ら再生し続けることによってうつ状態に陥ってしまう可能性が十分あるのである。この「記憶の自発的再生能力」も、人間にうつ病の増加をもたらしたのだろう。

嫌なことばかり思い出していたら、しょっちゅう扁桃体が活性化している嫌な人間になってしまう。生物進化の貴重な産物である「記憶の自発的再生能力」は、扁桃体を活性化させ続けるためではなく、考えるために、また楽しいこと・面白いことを思い出すために用いていきたいものである。

◆死の認識とうつ病

人のうつ病は近親者との死別によっても引き起こされる。実際に死別までいかなくても、愛する人の死や自分の死を本気で考えたりリアルに認識したりするだけで、多くの人がうつ状態に近づいていくのではないだろうか。「死を認識できること」は人間におけるうつ病の根元的な原因の一つであり、このことによっても人間におけるうつ病は増加してきたのではないだろうか。

多くの人が、老・病・死・我が身のはかなさ・人間存在のはかなさといったことを意識的・無意識的に感じており、うつ病と隣り合わせの状況にあると言えるのではないだろうか。「死」は避けようがないことであるのだから、うつ病に陥らないためには、考えても仕方がないと思って「死」をすっかり忘れて生きていくか、「死」の覚悟を決めて開き直って生きていくか、どちらかではないかと思う。

(7) 日本人とうつ病

◆日本人と扁桃体

日本人は欧米人より、扁桃体が活性化しやすい遺伝子タイプが5割も多いという。日本人の繊細さの元はこの辺にもあるのだろう。これは、扁桃体が活性化しやすい人（繊細・慎重・心配性・平和志向等の特徴をもつ人？）が大陸の弱肉強食の世界からはずれていたおかげで生き残ってこれたこと、またそういうタイプの人が戦乱を逃れてユーラシア大陸の東端の島へ逃げ込んでいったこと、などが原因と思われる。

◆日本人はうつ病がかなり少ない

日本人には繊細で心配性な人が多い印象があるし、実際扁桃体が活性化しやすい人がかなり多いし、自殺率も世界6位とかなり高いし、うつ病に関するマスコミ報道も盛んである。よって日本人にはうつ病が多いと思われがちであるが、実際はそうではないらしい。

オーストラリア・クイーンズランド大学が２０１３年に製作した「うつ病世界地図」によると、うつ病者の人口比率（一定人口当たりのうつ病患者数）は、アフガニスタンが最も高く

（20％以上）日本が最も低い（2〜2・5％）。WHOの2002年のデータでも、うつ病・躁うつ病の人口比率が、日本は173カ国中最も低い。どうやら日本人は他国の人と比べ、扁桃体はかなり活性化しやすいがうつ病はかなり少ない、という不思議な状況にあるらしい。

◆日本人にうつ病が少ない理由

2014年のデータによると、日本における殺人発生率は世界218カ国中215位である（日本より下位にくるのは、シンガポール、リヒテンシュタイン、モナコという小国のみ）。また FBIの最近の統計によると、世界118カ国の中で日本は最も安全な国であるという。安全・平和といった要素が扁桃体の活性化およびうつ病の発生を抑えているのだろう。

また、人に迷惑をかけた時すぐに謝るのは日本人くらいであるらしい。日本は他者に対して大いに気を遣う社会であるようだ。他者に気を遣うということは、ようするに他者の扁桃体をなるべく刺激しないようにするということである。他者への気遣いという要素も扁桃体の活性化およびうつ病の発生を抑えているのだろう。

日本人には元々繊細で神経過敏な人（扁桃体が活性化しやすい人）が多い。扁桃体が活性化しやすい人達が集まったからこそ、お互いの扁桃体をなるべく刺激し合わないように安全で平和で思いやりのある社会を形成し、その結果扁桃体の活性もうつ病の発生も低く抑えられているということではないだろうか。

また日本には美しい自然と四季の移り変わりがあり、四季折々の草花を眺めるだけで快感神経系を活性化できる等の環境条件も、うつ病が少ない原因の一つではないだろうか。

以上の原因によって、扁桃体はかなり活性化しやすいがうつ病はかなり少ない、という状況が生じているのだと思われる。

◆うつ病患者が増えている

日本におけるうつ病患者は、1996年の43万3000人から2008年の104万1000人へと、12年間で2・4倍にもなっている。この異常な増加は、うつ病が世間に広く認知されるようになってきたことにもよるのだが、大幅に増えてきていることも事実であるらしい。日本におけるうつ病患者は、元々は非常に少ないのだが、近年は急速に増えてきているということのようだ。社会に無理やり競争原理を導入することによって多くの人が多大なストレスを受けるようになり、元々繊細で神経過敏な人が多いために多数の人がうつ病に陥るようになってきた、ということであると思われる。

日本人は本来扁桃体が活性化しやすく、過当競争・強権支配・不平等などといったことはストレスが大きく苦手であるのだろう。その特性は当然十分考慮されるべきであり、何でもかんでも世界基準に合わせればいいというものではないだろう。個人の生き方も社会の在り方も、多種多様であるのが自然であり当然のことであると思う。

最近若者の間で、これまでの慣習にとらわれずに自分なりの生き方を模索する動きが広がってきており、とても良い傾向であると思う。これはストレスやうつ病の増加に対する意識的・無意識的な自己防衛反応でもあるのだろう。

(8) 第三章のまとめ

＊海馬が長期記憶を形成し、扁桃体が長期記憶を増強する。
＊重要な情報・不快な情報は、記憶によく残る。
＊強い不快感と結びついた記憶は、思い出すたびに更に強固になっていく可能性がある。
＊不安障害は、扁桃体が断続的に活性化し続け、その活動に支配されている状態である。
＊うつ病の原因は、セロトニン不足・ドーパミン不足・扁桃体の暴走・脳の委縮ではない。
＊うつ病＝快感神経系の機能が恒常的に低下している状態であり、うつ病の根本原因＝快感神経系の機能の低下である。
＊快感神経系を活性化させていくことが生きる目的であり、その目的が達成できない状態がうつ病である。

＊快感神経系の機能が低下⇕快感・欲求・行動が低下、という悪循環によってうつ病が進行・継続していく。
＊恐怖等の体験による扁桃体の暴走や、長期にわたる欲求の抑圧によって、快感神経系の機能が低下してうつ病が始まる。
＊扁桃体もうつ病も魚類の段階で生じたが、狩猟採集生活の段階まではうつ病はほとんど存在しなかった。
＊不平等・上下関係・独裁体制・自由の抑圧・非人間的労働・記憶の自発的再生能力・死の認識等が、うつ病の誘因であると考えられる。
＊日本人は他国の人と比べ、扁桃体はかなり活性化しやすいがうつ病はかなり少ない。
＊日本では、安全・平和・他者への気遣い・思いやり・自然・四季といった要素がうつ病の発生を低く抑えてきたが、競争原理の導入等によってうつ病が増えてきている。
※人間は本来快感神経系を活性化させることを目的として生きているのだが、恐怖等の体験による扁桃体の暴走や長期にわたる欲求の抑圧をきっかけとして快感神経系の機能が恒常的に低下してしまう（生きる目的の達成が困難になってしまう）のがうつ病である。

第四章　快か不快か、依存かうつか

人は快を得ることを目的として生きると言えるが（第一章）、特定の快を追い求め過ぎると依存症に陥りやすく（第二章）、不快に支配され続ける等により快の働きが低下するとうつ病に陥りやすい（第三章）。快と不快は脳の別の部位における別の働きであり、これまで快と不快を分けて考えていくことによって様々なことが見えてきたが、快と不快には表裏一体という面もあり、またどちらも感情の働きの中心であると言える。この章では快と不快を同時に考えていくことによって、より広い視野から人の心について、また人間とは何かについて考えていきたい。

(1) 快・不快による支配

◆快・不快は根元的

快・不快という感情は、動物が自己維持・自己複製に有利になるものに近づき不利になるものから遠ざかるために、つまりこの地球上で生き残っていく（遺伝子を残していく）ために生じた。全ての動物（少なくとも全ての脊椎動物）は、食べたり異性と接したりする時に強い快感が生じ（快感神経系が強く活性化し）、攻撃されたり命の危険が生じたりする時に強い不快感が生じる（扁桃体が強く活性化する）。これが動物の最も根元的・本質的な本能であり、脳が持つ最も根元的・本質的な機能であると考える。

◆快・不快と動機づけ

快・不快は様々な（ほとんど全ての？）行動の動機づけになっている。ほとんど全ての行動は、不快を避ける・解消するため、または快を得るため、またはその両方のために行われると言っていいだろう。

仕事をしてお金を稼ぐのも、現在から将来にわたり不快を避けて快を得ていくため、と言えるだろう。

人々の休日の外出も、不快を解消するために病院や治療院へ行くか、快を求めて食事・交遊・買い物・散策等に行くか、といったところではないだろうか。

スポーツ競技においても、攻撃されたり負けそうになったり負けたりしたら不快になり、攻撃したり勝ちそうになったり勝ったりしたら快になる等、不快を避け快を求める心の働きが戦うこと・勝つことの強力な動機づけとなっているのである。

◆快・不快は時に強烈で危険

フラッシュバックは主にＰＴＳＤの人に起こる症状である。恐怖体験等の記憶が突然よみがえり、扁桃体が強力に活性化し、急激に強烈な恐怖感や不安感に襲われる。薬物等の依存症の人にもフラッシュバックのような症状が起こる。長期間薬を断っている薬物依存者が、ストレス等がきっかけで薬物を激しく渇望し（つまり薬物による快感神経系の活性化を強力に求め）、急激に激しい苦しみに襲われる。扁桃体も快感神経系も、瞬間的に活性化したり活性化を求めたりするだけで、一瞬にしてその人の心の全てを支配してしまうのである。

ごく一般の人々においても、強烈な不快感に支配されている時（ひどくムカついている時）、快感を強力に追い求めている時（欲望に強くとらわれている時）、この二つの心理状況において理性の働きを失い、危険行為・暴力行為・犯罪行為等を犯しがちである。不快（扁桃体）・快（快感神経系）に関わる暴走には要注意である。

◆快・不快と心の病

快感神経系を中心とした神経回路網が暴走している（つまり「快」に強く支配されている）例が、快感や高揚感に浸っている状態、各種依存症（初期）、過食症、躁うつ病の躁状態などだろう。扁桃体を中心とした神経回路網が暴走している（つまり「不快」に強く支配されている）例が、不快感・不安感・恐怖感・嫌悪感等でいっぱいになっている状態、不安障害、うつ病の多くなどだろう。心の病の根底には快・不快という感情がある、心を病んでいる人の多くは快・不快に強く支配されている、と考える。

快・不快の感情は記憶を強化する（第三章⑴）。強化された記憶（強力に形成された神経回路網）は、わずかな刺激でも活性化しやすいし、また自ら無意識的に活性化させやすい。そしてその記憶が活性化するたびに快・不快の感情が湧き上がり、更に記憶が強化される傾向がある（正のフィードバック）。

快感神経系と扁桃体の二つが、正のフィードバックを起こして脳の恒常性を崩す二大原因箇所であると考える。そして、前者が正のフィードバックを起こしていった例が依存症等であり、後者が正のフィードバックを起こしていった例がうつ病等であると考える。強い快・不快の感情と結びついた記憶は維持～強化されやすい、そのことが二大心の病（依存症、うつ病）が起こる根本原因であると考える。

◆快・不快と右翼・左翼

「右翼」「左翼」と呼ばれている人達の共通点は、感情（快・不快）に支配されている点にあると思う。主に戦争中「日本万歳」「天皇陛下万歳」「鬼畜米英」などと叫んで感情を暴走させていた人達が右翼であり、戦後「反米」「反安保」「反自民」などで感情を暴走させていた（いる）人達が左翼である。

右翼：（快）日本、日本民族、天皇、日の丸、君が代、軍隊、軍歌など。
（不快）共産主義、社会主義、旧ソ連、中国、北朝鮮など。

左翼：（快）平和、憲法第９条、社会主義、共産主義、旧ソ連、中国など。
（不快）日の丸、君が代、軍隊、戦争、武器、原爆、原発、アメリカ、安保、自民党など。

右翼の人も左翼の人も、快感神経系や扁桃体と結びついた神経回路網が強固に形成され、もはや修正不能になっているようだ。刷り込み効果のように、子供時代や青年時代に強固に形成された場合が多いようだ。

理性主導の判断であるならば、現実の問題にその都度柔軟に対応し、様々な問題に対して是々非々であるはずだろう。感情に支配されているからこそ、思い込みや決めつけが激しく極端でワン・パターンになる。豊富な知識をもって強固な理屈を展開する人でも、その根底に感情的な思い込みや決めつけがある場合も多いので要注意である。

これらの人達の強みは、非常にエネルギッシュな点にあると思う。感情が解放され活性化していることによって強力なパワーが生まれるのだろう。街頭演説、デモ、集会、ビラ配り……等をやり切るパワーをもっている。多くの宗教信者達も、感情に支配されていてパワフルである等、右翼・左翼の人達と多くの点で共通していると思う。

◆五蘊盛苦《ごうんじょうく》

仏教でいう八苦の一つに「五蘊盛苦」がある。「五蘊」とは我々の「肉体と精神」のことであり、「五蘊盛苦」とは「肉体と精神が盛んであれば、それがかえって苦になる」という意味である。例えば元気な若者が性欲に振り回されて苦しむなど。病は苦であるが健康過ぎるのもまた苦である、というわけである。全く人間なんて、具合が悪い時は苦しくて何もやる気がしないが、元気になると今度はとたんに様々な欲求に振り回されて苦しむことになる。

人間および動物は、「不快が解消されたとたんに快を求め始める」「体や心が健康である限り（不快でない限り）本来の生きる目的である快を求め続ける」「快を追い求めているということは、体や心が健康である証しである」「不快感に支配されているか、または快感を追い求めているかのどちらかである」と言えるだろう。

◆快・不快による支配

以上見てきたように快・不快は、動物の最も根元的・本質的な本能・脳機能であり、人間のほとんど全ての行動の動機づけを行い、一瞬にして人の心の全てを支配し、様々な心の病の原因となり、思想・信条の元になり、病気の時も元気な時も人間を支配している。このように快・不快にほぼ支配されて生きているのが人間の姿であると言えるのではないだろうか。

⑵ 体・脳の振り子構造

◆体も脳も振り子構造

人間の自律神経において、交感神経が働き出すと副交感神経の働きは抑えられ、副交感神経が働き出すと交感神経の働きは抑えられる。交感神経の働きが弱まると副交感神経が働き出し、副交感神経の働きが弱まると交感神経が働き出す。

人間の理性と感情の関係において、理性が働くと感情の働きは抑えられ、感情が働くと理性の働きは抑えられる。理性の働きが弱まると感情が働き出し、感情の働きが弱まると理性が働き出す。

人間の快と不快の関係において、快になると不快は抑えられ、不快になると快は抑えられる。快が弱まると不快が強くなり、不快が弱まると快が強くなってくる。

以上のように人間の体・脳は、ある機能が強まるとその逆の機能が弱まり、ある機能が弱まるとその逆の機能が強まるという、二者択一的・振り子的な構造に支配されている。これを体・脳の振り子構造と呼ばせていただくことにする。ようするに、中間がなく、正反対の状態のどちらかになりがちである、ということである。

◆振り子構造とストレス

ラットを拘束したり無理やり泳がせたりしてストレスを与えると、食事量が増え、高カロリー食を好むようになり、体重が増える。一定程度のストレスは、ラット・サル・人間等様々な哺乳類において食欲を増進させる（ストレス誘導性過食）。

薬物依存から抜け出した人が再び薬物依存に舞い戻ってしまうケースの70％以上に、ストレスに満ちた出来事が関係しているという。ストレスによる不快感から逃れるために、自分の体が覚えている最も手っ取り早く強力な「快を生じる手段」を実行してしまったということだろう。

以上のように、ストレスからくる不快感を解消するために快を得ようとすることは、一般的に見られる行動パターンであると言える。これらは意識的・無意識的に「不快」から「快」へと振り子を大きく動かしている例であると言えるだろう。

◆振り子構造と依存症の初期

きつい仕事・ストレスが多い仕事に変わったことがきっかけでタバコや酒などの依存症に陥るケースが多いという。持続するストレスのために不快感・不安感・不満感・イライラ感などが消えず、そのためついつい快感を求め続けて依存症に陥ってしまうということだろう（表1①）。これは、振り子を無理やり「不快」から「快」の側に偏らせている例であると言えるだろう。

振り子構造により、「快」に支配されている間は「不快・不安」は抑えられる。依存症の初期には、快感を得続けることによって不安な感情が抑えられ、そのためになおさら行動にブレーキがかからなくなるという面があると思われる。不安な感情が抑えられているからこそ、妙に強気で大胆になれるのだろう。

所持金がなくなるのではないかという不安が抑えられているから買い物やギャンブルを続けていられるのだろう。病気になるのではないかという不安が抑えられているからタバコや酒を飲み続けていられるのだろう。不快や不安から逃れるために依存症に陥る場合が多いのだが、一旦依存症に陥って「快」の側に偏ると、振り子構造によって「不快や不安」が抑えられ過ぎるということが起こるのである。

◆振り子構造とうつ病

一定程度のストレスが過食を引き起こすのに対して、強度のストレスは逆に食欲を低下させる。ラットも拘束を強めたり社会的ストレスを強めたりすると摂食量が減少する。人間も強度のストレスの下では一般に食欲が減退する。

表１　心の病と快・不快

①依存症の多くの人	持続的ストレス→持続的不快→快を求め続ける→依存症
②うつ病の多くの人	強度のストレス→強い不快続く→快の働き低下→うつ病
③過食と拒食を繰り返す人	快（過食の状態）⇔不快（拒食の状態）
④躁うつ病の人	快（躁状態）⇔不快（うつ状態）
⑤一般の人	快⇔不快
⑥調子に乗りやすい人	快（調子に乗った状態）⇔不快（突き落とされた状態）

この原因として、強度のストレスにより交感神経の働きが過剰になって胃腸の働きが低下するということがまず考えられるだろう。しかしストレスが強過ぎたり長引いたりすると、食欲だけでなく快を求める行動全般や生きる意欲そのものが低下してくる。食べることだけでなく、何をしても楽しくないという状態である。これは、扁桃体が強く活性化し続けることによって快感神経系の働きが恒常的に低下してしまった状態であり、うつ病に近い状態であると言えるだろう。

強度のストレスによって強い「不快」に支配され続け、「快」の働きが恒常的に低下してしまったのが多くのうつ病であるのだろう（表1②）。これは、ストレスが強過ぎて振り子を「快」の側にもっていくことが難しく、振り子が「不快」の側に恒常的に偏ってしまった状態であると言えるだろう。

◆振り子構造と摂食障害・躁うつ病

第二章で触れた過食と拒食を繰り返す人は、食べることによる快感と太ることに対する不快感・嫌悪感に交互に強烈に支配されていると言えるだろう（表1③）。躁うつ病の人は、快に満ちた状態（躁状態）と不快に満ちた状態（うつ状態）に交互に強烈に支配されていると言えるだろう（表1④）。いずれの症状も、快・不快の間を極端に振れていると言えるだろう。

これらの両極端に振れる症状の場合、一方がおさまってくればもう一方もおさまってくる可能性が高いのではないだろうか。例えば躁うつ病の場合、躁状態を抑えるのは相当難しそうなので、普段から楽しいことをしてうつ状態を減らすようにしていけば、うつ状態の反動で起こるのであろう躁状態の改善にもつながってくるのではないだろうか。

◆振り子構造と心の病の改善

振り子構造を心の病の改善に生かしていけるかも知れない。例えば不安障害は、①感情、②不快・不安、③交感神経、の三つの働きに支配されている（三つの方向に振り子が偏ってしまっている）状態であると考えられるだろう。理性を働かせて自分を客観視したり冷静に考えたりしていくことが①の働きを、少しずつ楽しみを増やして快感神経系を活性化させていくことが②の働きを、深呼吸・ストレッチ体操・入浴等でリラックスして副交感神経を働かせていくことが③の働きを、それぞれ直接的に抑えて症状の改善をもたらしていくに違いない。

◆振り子構造と一般の人

人間は基本的に快を求めて行動しており、実際時々（たまには）いいこと・楽しいことが起こったりする。しかしその一方で、何事もなかなか思い通りにはいかないし、なぜかどこへ行っても嫌な人間がいるようだし、老・病・死からは逃れられないし、生きている限りストレスに襲われ不快になることがある。よって一般の人も「快」と「不快」を繰り返して生きていくことになる（表1⑤）。特にいい気になって調子に乗ったりしているとその分手痛いしっぺ返しを食うことになりがちであり、調子に乗りやすい人は振幅の大きい「快」と「不快」を繰り返すことになる（表1⑥）。

以上見てきたように、人間は快・不快に支配されており、しかもその振り子構造に支配されている、と言えるだろう。

⑶ 依存かうつか

◆ストレスが大元の原因

筆者が考える「二大心の病」である依存症とうつ病のいずれもが、多くの場合ストレスが原因で起こる（ストレスが強ければ強いほど陥りやすい）と言えそうだ（表1①②）。これまでの考察を元に、ストレスと「二大心の病」との関係について考えてみたい。

ストレスには、何らかの原因によって不快感・不安感・恐怖心等が引き起こされて生じるものと、多忙・真面目過ぎ等のため欲求の抑圧が続いて生じるものの、2種類があると考える（図6）。前者によって不快感が続いて扁桃体の機能が抗進し（図6①）、後者によって快感神経系の機能が低下する（図6②）。

扁桃体の機能が抗進すると、反動的に快感神経系の機能が低下したり（図6③）、不快感から何とか逃れようとして快を求め続けて依存症に陥っていったりする（図6④）。快感神経系の機能が低下すると、全般的に意欲が低下してうつ病に近づいていく（図6⑤）。快感不足を補うために安易な手段に頼ると、今度は依存症に近づいていく（図6⑥）。

依存症に陥ると、次第に快感神経系の機能が低下してくる（図6⑦）から、うつ病に陥る危険性が更に上昇し（図6⑤）、依存対象に更にすがりつくようになる（図6⑥）。また、うつ病の諸症状から何とか逃れようとして、依存症に陥っていく場合もある（図6⑧）。

ストレス過多の生活の行き着く先は、依存症かうつ病かということになりそうだ。

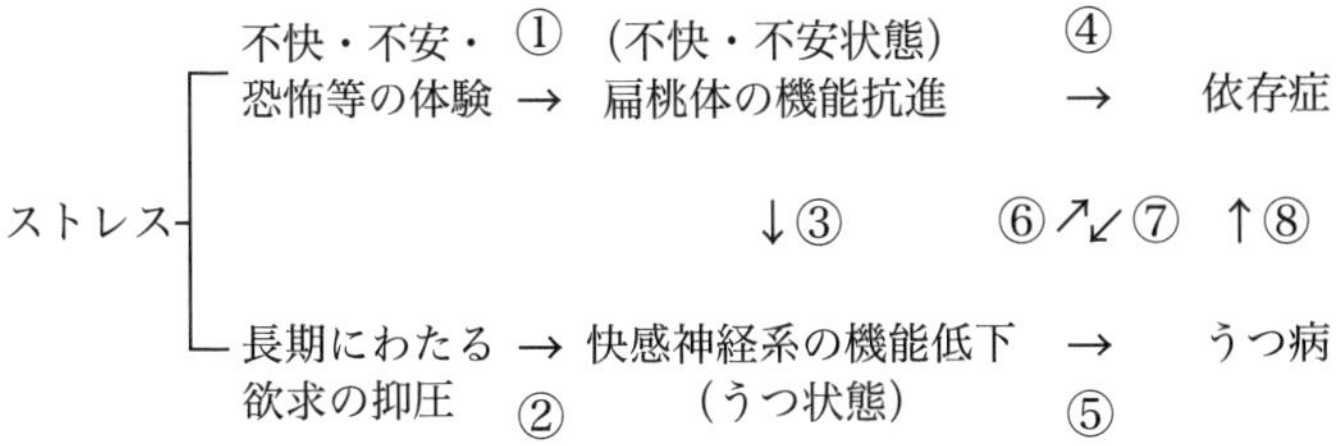

図6　ストレスと依存症・うつ病の関係

◆依存症とうつ病の共通点と相違点

タバコや薬物の依存者には、イライラして怒りっぽい、何の感動も起こらない、何を食べても美味しいと感じられない、何を見ても美しいと感じられない……などの症状が共通して見られるという。タバコや薬物がもたらす世界は何と味気ないことか。これらはうつ病の人に見られる症状と酷似している。ドーパミンの出が悪くなった（快感神経系の機能が低下した）ことがこれらの症状が起こる原因だろう。つまり依存症もうつ病も、快感神経系の機能が低下しているという点は共通しているようだ。

快感神経系も体の他の器官と同じく、使われ過ぎても抑制され過ぎても機能が低下してくるのだろう。依存症の場合は、依存症に陥った結果、快感神経系が使われ過ぎて機能が低下した（図6⑦）が、一般のうつ病の場合は、快感神経系が抑制され過ぎて機能が低下し（図6②③）、その結果としてうつ病に陥った、ということだろう。つまり依存症とうつ病は、快感神経系が機能低下を起こしているという点は共通しているものの、機能低下の原因やメカニズムは全く異なるということだろう。

依存症と一般のうつ病の決定的な違いは、依存症においては何か一つしがみつくもの（快感神経系を活性化できるもの）があるのに対して、一般のうつ病においては何もないという点だろう。うつ状態になった後、何か一つしがみつくものがあればそれによる快感を追求し続けて依存症に陥りやすく（図6⑥）、しがみつくものが何もなければ不快感に支配され続けてうつ病に陥りやすい（図6⑤）、と言えるのではないだろうか。

◆依存症とうつ病の併発

更に、依存症とうつ病を併発するケースも存在する。特にアルコール依存症とうつ病の併発率は高く、アメリカにおける大規模な調査の結果は、

(i) アルコール依存症の人の3割近くにうつ病が見られる
(ii) アルコール依存症の人はそうでない人に比べ3・9倍うつ病になりやすい
(iii) アルコール依存症患者の21％は元々うつ病患者である

などというものであった。つまり、依存症→うつ病、うつ病→依存症、の両方のケースがあるのである。

依存症が進行するにつれて、図6の⑦→⑤のルートで必然的にうつ病に近づいていくと言えるだろう。また、うつ病の人が憂うつな気分から何とか逃れようとして依存症に陥っていくこともあるのだろう（図6⑧）。このようにして非常に難しい心の病を二つ同時に抱えることに

なってしまうのだろう。

◆老いて死んでいくことへの不安

人間には理性があるがゆえに、自分が必ず老いて死んでいくということを認識している。これこそが人間に絶えずついて回ってくる根源的な不安だろう。人間は老・病・死から逃れられないのだから、老・病・死に対する不安からも逃れられない。うつ状態やうつ病の背景にも、また依存症の背景にも、この根源的な不安があると思う。この問題にまともにぶつかってうつ病に、何とか逃れようとして依存症に陥ってしまう場合も多いのではないだろうか。

老いて死んでいくことへの不安や人生の虚しさに対して、まともに向き合う（考える）ことを避けるために、①依存症になる、②毎日をわざとのように忙しく生きる、という道があると思う（②も依存症の一種であるとも言えるだろうが）。①はずるくて安易な人が進む道、②はずるいが真面目な人が進む道だろう。

老いて死んでいくことへの不安や人生の虚しさに対して、まともに向き合う（考える）ことによって、③うつ状態・うつ病になる、④自分なりに納得して（あきらめて）生きていく、という道があると思う。③は誠実だが真面目過ぎて柔軟性に欠ける人が進む道、④は誠実かつ柔軟性がある人が進む道だろう。

◆いかに生きるか

以上見てきたように、人間は振り子のように揺れ動く快・不快に支配されて生きている。そしてストレス過多の現代社会においては、依存症やうつ病に陥っていく危険性がかなり高い。そのような状況の中でいかに生きていけばいいのか、仏陀の言葉を重要なヒントにし（第五章）、また嫌な人間の言動を反面教師にして（第六章）、更に考えていきたい。

⑷ 第四章のまとめ

＊快・不快は最も根元的・本質的な本能・脳機能である。
＊快・不快は様々な（ほとんど全ての？）行動の動機づけになっている。
＊快・不快は時に強烈で危険であり、快・不快に関わる暴走には要注意である。
＊心を病んでいる人の多くは、快・不快に強く支配されている。
＊快感神経系と扁桃体が脳の恒常性を崩す二大原因箇所であり、前者の正のフィードバックによって依存症等に、後者の正のフィードバックによってうつ病等に陥っていく。
＊強い快・不快の感情と結びついた記憶は維持～強化されやすい。そのことが依存症やうつ病が起こる根本原因である。

＊交感神経と副交感神経、理性と感情、快と不快など、人間の体・脳は二者択一的・振り子的な構造に支配されている。

＊過食と拒食を繰り返す人や躁うつ病の人は、快・不快に交互に強烈に支配され、快・不快の間を極端に振れている。

＊人間は快・不快の振り子構造に支配されている。

＊ストレス過多の生活の行き着く先は、依存症かうつ病かということになりがちである。

＊依存症もうつ病も快感神経系の機能が低下しているが、機能低下の原因やメカニズムは全く異なる。

＊依存症と一般のうつ病の決定的な違いは、何か一つしがみつくものがあるかどうかという点である。

※人間は快・不快の振り子構造に支配されて生きており、ストレス過多の現代社会においては、快感神経系や扁桃体の正のフィードバックにより依存症やうつ病に陥る危険性がかなり高い。

第五章
脳科学的仏教論

この章ではまず⑴～⑶において、仏教の教えの本質であるにもかかわらず大きく誤解されていると思われる事柄について見ていきたい。２５００年も経っているせいもあるのだろうが、それにしても教えの内容が大きく異なったり真逆になってしまったりしていることがあるようなので驚く。⑷⑸では更に仏教の本質に迫っていきたい。仏さんの深い洞察は、現代を生きていく上でも大いに参考になるに違いない（尊敬と親しみを込めて、以後仏さんと呼ばせていただく）。『』内は全て小池龍之介編訳『超訳　ブッダの言葉』から引用した仏さんの言葉である。

⑴「欲を断て」の意味

◆欲を断てとは？

仏教の教えの中で最も違和感があるのが「欲を断て」ではないだろうか。欲望を心に抱いたり、欲望を満たしたりしてはいけないのだろうか。欲をなくすことなど所詮人間には無理な話だろうし、まして本書では、人間の生きる目的は快を得ること（≒欲を満たすこと）である、と言っているわけでもあるし。「欲を断て」の真意は何であろうか。

◆渇愛が問題

『君よ、苦しみの元凶は、生存本能に命令されて頭の中で快感の脳内麻薬を発射しようとしつづける、渇愛という呪い。』

欲望・欲求とは、快感を得ようとする心的傾向のことである。これは人間誰もがもっている生きるために必須の本能であり、いいとか悪いとかいう性質のものではない。問題なのは特定の強い快感を追い求め続けること・何かに依存すること（＝渇愛）であり、仏さんはこれが苦しみの元凶であると言っているのである。

◆酷使が問題

『心の中にうごめく欲望に向かって、たとえ世界中のお金をシャワーのように降らせてみても、欲が満足することはない。満足するどころか、快感が生じたのちにだんだん空しくなり、苦しくなる。……「欲望とは、苦なり」と体験したならば、最高の楽しさを「欲しい欲しい」と求める心が静まる。』

これも、欲望を心に抱くことや欲望を満たして快感を得ること自体を悪いと言っているのではなく、強い欲望を満たし続けること（＝強い快感を得続けること）が悪いと言っているのである。強い快感を得続けていると次第にドーパミンの出が悪くなって快感が生じにくくなり（第二章）、全てが空しくなってくる。

ようするに、快感神経系の機能が低下するほどまで快感を追求してはいけない、ということだろう。筋肉が炎症を起こすまで筋トレをしてはいけない、心臓が弱るまで走り続けてはいけない、胃腸が壊れるまで食べ続けてはいけない……ということと同じだろう。ほどほどにする、足るを知る、引き際を心得る……ということが重要なのである。

◆適度な欲求・快感・満足感・幸福感は重要

『「今、ここではないどこか」「今、ここにはない何か」を求めていつも、「もっと、もっと」と落ち着かず彷徨《さまよ》い歩くのをやめて、「今、ここにあるごくふつうの物や人」に満足して、心が温かく充足していられること。これが最高の幸福。』

『君の手に与えられたものがたとえどんなにわずかでも、君がそこに幸せを見つけるなら、

『足るを知る」充足感で心はきれいに澄んでいく。』

このように仏さんは、快感・満足感・充足感・幸福感を得ることを否定しているのではなく、むしろ身近なもの・与えられたものからそれらを得ながら生きていくことの重要性を説いているのである。

脳や心にとって、得られるものの大きさが問題なのではなく、快感神経系が活性化するかどうかが問題なのだろう。社会的に大きなことであろうが些細なことであろうが、快感神経系が活性化しさえすれば快感・満足感・充足感・幸福感が得られるし心の健康にも良いのである。

身近なもの・与えられたものによって快感神経系が活性化するということは、快感神経系が普段から適度に活性化しているということであり、扁桃体の活性化を抑えて脳や心の健康を維持していく上で非常に有効だろう。逆に、めったなことでないと快感神経系が活性化しない人は、体・脳の振り子構造（第四章⑵）によって、普段は扁桃体が活性化し続け不快感にさいなまれ続けることになりがちだろう。

快感・満足感・充足感・幸福感を得ようとすることが「欲」であり、仏さんは決して欲望・欲求を否定しているわけではない。適度な欲求（控えめで実現可能な欲求）をもち、そこから得られる快感・満足感・充足感・幸福感を大切にしながら生きていくことが理想的であると言っているのである。

つまり「欲を断て」とは、「特定の強い快感を追い求め続けたり強い快感を得続けたりすること（欲望や快感に振り回されて生きること）は止めなさい」という意味であると考える。

⑵「業《ごう》・因果応報」の意味

◆業とは何か

「業」とは「過去に行った善悪の行為やそれによる報い」を意味する言葉である。いかにもおどろおどろしいイメージだが、残されている様々な言葉からして仏さんは恐ろしく優秀な人であり、「何か良いことをしたら、必ずその人に良いことが起こる」「何か悪いことをしたら、必ずその人にバチが当たる」「親の因果が子に報いる」などという非科学的なことを言っているのでは決してないと思う。そのような低俗な解釈は、仏さんに全くもって失礼な話だと思う。「業」の真意は何であろうか。

◆悪い行い↓悪い報い？

『君がイヤなことを思うなら、少しだけイヤな業のエネルギーが心に刻まれ、そのぶんイヤな君に変化する。』

『君がネガティブな行動・ネガティブな言葉・ネガティブな思考をするのがクセになってしまい、それらを通じて悪い業を心に刻み込んできたならば、生きている間から、その業のエネルギーにより、いつもイライラして不幸な日々を送る。』

ネガティブに生きていると（扁桃体をしょっちゅう活性化させていると）、扁桃体の活性度が次第に高まり、また扁桃体と結びついた神経回路網が脳内に広く形成されてくる。そうなるとますます扁桃体が活性化しやすくなり、様々なことに不快を感じていつもイライラし、周囲の人達からは嫌われ、よって不幸な日々を送ることになる。これこそが仏さんが言うところの、悪い（ネガティブな）行動・言葉・思考の報いであり、悪い業が心に刻み込まれた状態である、と考える。

◆善い行い→善い報い？

『君が優しいことを思うなら、少しだけポジティブな業のエネルギーが心に刻まれ、そのぶん温かい君に変化する。』

『君がポジティブな行動・ポジティブな言葉・ポジティブな思考を通じて善い業を心に刻み込んできたなら、生きている間から、その業のエネルギーによりいつも幸福でいられる。』

明るく前向きに生きていると（快感神経系をしょっちゅう適度に活性化させていると）、快感神経系の活性度が次第に高まり、また快感神経系と結びついた神経回路網が脳内に広く形成されてくる。そうなるとますます快感神経系が活性化しやすくなり、様々な事柄に快を感じることができ、周囲の人達から好感をもたれ、よって幸福な日々を送ることになる。これこそが仏さんが言うところの、善い（ポジティブな）行動・言葉・思考による善い報いであり、善い業が心に刻み込まれた状態である、と考える。

◆自業自得

『「自分」というバケモノは、自分自身が心の中で思い描いた欲望・怒り・迷いの思考によって、少しずつけがされていく。……すべては各自、一人ひとりの自業自得』

特定の欲望を追求し続けることによって、その欲望が更に強まっていったり、やがて快感神経系の機能が低下してきたりする。また、扁桃体を活性化させ続けることによって、更に扁桃体が活性化しやすい嫌な人間になっていく。このように自ら進んで自分の脳機能を異常にし、自分で自分を苦しめるような行為をもって、仏さんは自業自得と言っているのだろう。

◆性格は改善できる

『これまで心に刻み込んできた業のエネルギーによって、だんだん卑しい人になりもすれば、その業のエネルギーを変化させることによって、だんだん清らかな人になりもする。』

脳の使い方次第で性格も変わっていく。扁桃体の機能は亢進していく傾向がある、つまり嫌な性格は放っておけば更に進行していく傾向がある。しかし、生き甲斐や楽しみを見出したりポジティブ思考を心がけたりしていけば、次第に快感神経系の活性が高まって扁桃体の活性が抑えられるようになっていく。つまり性格を改善していくことは十分可能なのである。

◆因果応報

「因果応報」という言葉は一般には、「良い行いをすれば良い報いがあり、悪い行いをすれば悪い報いがあるということ」というふうに解釈されている。しかしこのような「因（原因）」を「個人の行い」だけに限定した狭い解釈が、様々な誤解を生む元になっていると思う。

「因」を「個人の行い」だけに限定しているからこそ、何か悪いことが起こるとやみくもに誰かの行いに原因を求め、祟りだ報いだなどと言い出すことにもなるのだろう。ものごとの原因が個人の行いにあるという場合も当然あるが、そうでない場合も当然ある。東北地方で巨大地震・巨大津波が起こって大勢の人々が亡くなったのは、太平洋プレートの動きによって巨大な歪みがたまっていき、陸側のプレートが大きく跳ね返ったことが原因であって、誰かが何か悪いことをしたためでは決してない。

あるものごとが、個人の行い（言動）が原因で起こる場合もあるし、自然現象が原因で起こる場合もあるし、二つ以上の原因が複雑に絡んで起こる場合もあるし、更には偶然・運・原因不明などとしか言いようがない場合もあるのだが、しかし全てのものごとに何らかの原因・誘因等があることは事実だろう。仏さんは宇宙の真理を悟ったとされており、「因果応報」とは、「宇宙におけるあらゆる現象には原因があり、全てのものごとは原因と結果でつながっている」という意味であると考える。「因果」は「原因と結果」、「応」は「応じる、答える」、「報」は「知らせる、返しをする」という意味であり、「因果応報」とは本来そういう広い意味をもつ言葉であると考える。

全てのものごとが他のものごとと原因・結果等の関連性をもって存在しているということは、全くの単独で起こるような不可解・不可思議なものごとは存在しないということでもあり、「因果応報」は決しておどろおどろしい言葉ではなく、むしろ神秘現象・超常現象等の非科学を否定した言葉であると考える。

◆実は科学的

以上のように、「業」も「自業自得」も「因果応報」も、決しておどろおどろしい非科学的な話ではなく、実は極めて科学的な話であると考える。

(3)「怒らない」の意味

◆怒らないとは?

仏教=怒らない、というイメージがあると思う。しかしここでも仏さんは、「怒ったら地獄に落ちる」などと非科学的なことを言っているわけではないし、「怒ったら絶対ダメだ、どんな場合でも我慢しろ」などと無茶なことを言っているわけでもない。「喜怒哀楽」と言うように、「怒」は人間の最も基本的な感情の一つであり、これを完全に抑えることなどできるはずがない。「怒らない」とはどういう意味なのだろうか。

◆近づかない

『表面的には優秀だったり才能があったりしても、自分の内面を見つめることなく感情をコントロールしようとしていない人とは友だちにならないこと。そんな人と親しくするなら、君は長らく、その人の欲望や怒りに悪影響を受けいやな思いをするだろう。自らの感情をコントロールしようとしない人といっしょに暮らすのは、あたかもいやな敵といっしょに住むようなもの。それは、君にとってずっと苦しみでありつづけるだろう。』

『君よりも性格の悪い、君にふさわしくない友といるのは……ふたりの心がカチャカチャとぶつかり、うるさく感情をかき乱す。そのことを思い知ったなら、いっそただ独りぼっちで歩むのが清々《すがすが》しい。』

このように仏さんは、自分の感情をコントロールしようとしない（できない）人と一緒にいると、こちらの感情がかき乱されて嫌な思いをするだけだから、そういう人間には近づかない方がいいし、ましてや一緒に暮らすなどもっての外である、それなら一人でいる方がよほどいい、とはっきり言っている。仏さんは、「嫌な人間には関わらない方がいい」「無理な我慢はしなくていい」と言っているのである。

仏教でいう八苦の一つに「怨憎会苦《おんぞうえく》」＝「怨《うら》み憎む人と出会う苦しみ」がある。つまり仏さんは、嫌な人間と会うことは人生における八大苦の一つであると認めている。そんな大きな苦しみは、可能ならば当然避けるべきだろう。嫌な人間には、①なるべく「近づかない」「会わない」「関わらない」、がまず肝要なのである。

◆聞き流す

『悪口なんて涼しく聞き流すのがよい。』

『非難の風が吹こうとも山のごとく風を受け流すなら、君の心はどこまでも自由となるだろう。』

『攻撃を受けても「まあ、いっか。恨まないよ」という肩すかしを投げ返すなら、互いの恨みは静まり休まる。』


このように仏さんは、自由に軽やかに生きなさいと言っている。嫌な人間がケンカ腰に何か言ってきたような場合、いわば自分の感情のスイッチをOFFにして、②「聞き流す」「受け流す」「肩透かしをする」、が最も賢明な対処法であると言えるだろう。

◆相手を憐れむ

『誰かと敵対して争いが生じそうになったら、しかと意識してみるといい。君も相手もやがては死んで、ここから消え去る、ということを。……この真理をはっきり意識していれば、怒りも争いも静まることだろう。』

どんな嫌な人間に対しても、相手を憐れむことはできる。「あいつもそのうちに老いて死んでいく運命にある」「扁桃体を暴走させて自爆している愚かな奴だ」「人を攻撃するくらいしか楽しみがない（快感神経系を活性化させる手段がない）かわいそうな人間だ」「強いコンプレックスを抱えている気の毒な人だ」……という具合に。また、冷静に客観的に考えてみれば、今生じている問題・争いなんて大したことではないと思える場合も多い。このように、③「相手を憐れむ」「広い視野をもつ」「客観的な見方をする」、は嫌な人間に対処していく上で非常に有効だろう。

◆軽く嫌う

もう少し進んで、嫌な相手に対して、④「軽く嫌う」「避ける」「無視する」「相手にしない」、くらいまではOKだと思う。これらは自分の扁桃体を軽く短時間活性化させているという感じだろう。しかし「恨む」になると、自分の扁桃体を強く活性化させ続けることになるであろうから問題である。韓国人の多くは日本人を恨んでいるらしいが、こちらは恨み返すのではなく、「軽く嫌う」「避ける」「無視する」「相手にしない」で十分だろう、何より自分達自身のために。

◆我慢はよくない

嫌な人間に対して、ひたすら「我慢する」「耐える」という対処法もある。しかし「我慢」という言葉には、不快感に支配されつつ感情を表に出すのを何とか抑えているというニュアンスがあり、我慢している間は扁桃体が活性化し続けているのであろうから、これは決して良い対処法とは言えないだろう。頑張って我慢をしていても、扁桃体は活性化し続けているし、感情を無理に抑えることによりストレスも溜まっていくし、解放されない分怒りの感情も長引いたり強まったりしていきがちであろうから、自分の心にとって非常に問題が多い対処法であると言えるだろう。

「忍辱《にんにく》（様々な苦難や他者からの迫害に耐え忍ぶこと）」という我慢の極致のような言葉があり、これが仏教で最も重要な教えだなどという妙な話があるようだが、一体いつ誰が言い出したのだろう。自由で軽やかな仏さんの教えと真逆だと思う。この言葉自体は仏さんの死後500年以上経ったインドで生まれたらしいが、湿度が高くジメジメした日本のクソ真面目で根暗な坊さん達が広めてきたのではないだろうか。

ただやみくもに我慢し続けていたら、扁桃体が活性化し続けてストレス病やうつ病に陥ってしまうのがオチであり、自殺に走ってしまう危険性もある。そんな残酷なことを悪魔ならぬ仏さんが強いるわけがないだろう。

◆我慢は四の次

嫌な相手に対しては、①なるべく「近づかない」「会わない」「関わらない」ことが一番である。それでも相手が嫌なことを言ったり攻撃したりしてきた場合には、②「聞き流す」「受け流す」「肩透かしをする」等によって、自分の扁桃体の活性化を防ぐことが重要である。また、③「相手を憐れむ」「広い視野をもつ」「客観的な見方をする」等の理性を働かせる手段によっても、自分の扁桃体の活性化を防ぐ（抑える）ことが可能である。④「軽く嫌う」「避ける」「無視する」「相手にしない」等、扁桃体を多少活性化させつつそれ以上の活性化を防いでいく（抑えていく）方法もあるだろう。以上の対応は、決して「我慢」をしているということではない。

それでも扁桃体の活性化がおさまらない場合には、⑤「我慢する」「頭の中で相手を否定する・見下す・攻撃する」「恨む」ということになってくるだろう（これらの手段はいずれも、感情をはっきり表には出さないが自分の扁桃体を活性化させ続けている）。更にどうしてもおさまりがつかない場合は、⑥「怒る」「口で攻撃する」「どなる」「物に当たる」等の感情を表出させる手段ということになるだろう。

つまり「我慢する」ことは、嫌な相手に対する第5段階の対応手段の一つにすぎないのであって、できるだけ使わずに済ませたい手段なのであり、そんなことが仏教の本質であるなどというのはとんでもない間違いである。

また「怒る」ことは、嫌な相手に対する第6段階の手段であり、更に使わないで済ませたい手段であるには違いない。仏さんが「怒らない」という意味は、「絶対に怒ってはいけない」とか「怒らないように無理にでも我慢しなさい」などということではなく、「怒りの感情がなるべく湧き上がらないように、またなるべく持続しないように、自らの行動・心のあり方・ものの見方・考え方等をコントロールしていこう」ということなのであり、そのための方法も①〜③のように具体的に示してくれているのである。

(4)「煩悩《ぼんのう》・智慧」の意味

◆煩悩・智慧とは？

煩悩とは、「人間の心身の苦しみを生み出す精神の働き」のことであり、具体的には「欲望」「怒り」「執着」などを指す。

智慧とは、「正しく物事を認識し判断する能力」であり、これによって煩悩を消滅させることができるという。「理性」とほぼ同じ意味と考えていいだろう。

ここでは、仏教の本質に深く関わると思われる、「煩悩」「智慧」について考えていきたい。

◆煩悩の双璧

『君を苦しめる感情すなわち、かなわぬものを求める欲望と、いつまでも反復する怒りは、他人がつくったものではなく、君自身の心身から生まれる。』

『欲・怒り・迷妄《めいもう》（心の迷い）という名の悪をつくらず、心を善く整えておき、心を清め性格改善してゆくこと。もしもひとことにまとめるなら、たったこれだけのことが悟りし者たちの教えのエッセンス。』

『欲望の炎……怒りの炎……迷妄の炎……これらの炎を消火したならはじめて、君の心と身体はそのまっただ中に、深い安らぎを見出すだろう。』

108あると言われる煩悩の中でも、欲望と怒りが双璧であり、根元であると思われる。欲望＝快を追い求めている状態、怒り＝不快に振り回されている状態、ということになるだろう。

①理性を失って欲望に身を任せたり、特定の快を追い求め続けたりしないこと（快に支配されないこと）、②理性を失って怒りに身を任せたり、恐怖・不安等に振り回され続けたりしないこと（不快に支配されないこと）、結局この2点に尽きるだろう。そして、快・不快に支配されなくなった状態（いつも平然としていられる状態）こそが、仏教で目指すところの「無」であり「涅槃《ねはん》（苦しみを離れた安らぎの境地）」であるのだろう。

◆智慧（理性）が最高司令官

『自分自身の内面を見張りつづける人は、心の安らぎと自由にたどりつく。遺伝子の生存本能に支配され、無意識的に暴走させられつづけてきた奴隷のような状態から、ついに自由の身へとたどりつく。』

『自分の心を見張る意識のセンサーを鋭く光らせて、この快・不快に引きずり回される心をコントロールするように。』

『君は、君の心の奴隷であることなく、君の心の主人であるように。君こそが君の最後のよりどころ。自分以外の何にもすがらず、自分の心を調教する。』

自分の内面（自分の心、自分の感情）を客観的に見つめ分析することがまず重要である。自分の心の有り様を自覚することが、自分の心をコントロールすることに直接つながってくる。

自分の心を客観的に見つめ分析することができ、更には自分の心をコントロールしていくこともできる「智慧（理性）」こそが、「心の主人」「最後のよりどころ」「最高司令官」「最高責任者」なのである。

◆愚かな人

『恥を知らずに他人を困らせる人。……厚かましい人。……横暴な人。……まるで王様のように偉そうにする人。……かれらは、自分の心を向上させようとする難しい道のりを捨てた。堕落しつつ苦しみを増やしてゆくという、安易な道を選んだのだから。』

恥知らずな人・厚かましい人・横暴な人・偉ぶっている人・傲慢な人・欲望に振り回されている人等は、もっぱら快に支配されているのだろう。感情を暴走させる人・怒りに身を任せる人・文句ばかり言っている人・すぐにイライラする人・他者を責め立てる人・不安な感情に支配されがちな人等は、もっぱら不快に支配されているのだろう。

快や不快に支配されて自分の心をコントロールしようとしない人・できない人は、安易で堕落的で愚かであり、絶えず周囲の人と摩擦・衝突を起こし、周囲の人から嫌われ避けられ、自らも苦しみ続けることになる。仏さんの言う愚かな人とは、ようするに煩悩（快・不快）に支配されて生きている人、ということになるだろう。

◆智慧（理性）のある人

『恥を知り、感情の暴走を抑制する人。心の欲望・怒り・迷いという「三毒」を薄めようとする人。執着をサラッと手放そうとしている人。……自分の心を観察する人。かれらは自分の心とわたり合い、苦しみを取り除いてゆこうとする大冒険の道をあえて選び取った。それゆえその人生は、困難で挑戦しがいのあるものとなる。』

自分の心をコントロールしようとする人・している人は、努力や工夫を続けていくことが必要だろうが、自分や他者を客観的に理解していくことができ、周囲の人とのあつれきやトラブルが少なく、穏やかに平和に生きていくことができる。仏さんの言う智慧（理性）のある人とは、ようするに煩悩（快・不快）をコントロールして生きている人、ということになるだろう。

以上のように仏さんが言う「智慧のある人・愚かな人」とは、「学校の勉強ができる人・できない人」とか「仕事がしっかりできる人・できない人」などといった概念とは全く別物であり、人間の本質に深く迫った概念なのである。

⑸「苦」の意味

◆苦とは？

仏教において「人生苦なり」「一切皆苦」などと言われるように、生きている限り苦しみが続くものと覚悟しておくべきなのだろう。毎日の生活を見ても、他者から受けるストレスや体の不調といった苦が普通に存在するし、少し長期的に見ても、老・病・死という苦から免れることはできそうもないし。苦＝不快＝扁桃体の活動、と考えていいだろう。普通に生きている限り、しょっちゅう扁桃体が活性化して不快感にとらわれてしまうことになる。この状態から何とか逃れて生きていくことはできないだろうか。

◆苦を消す方法

執着が全くない無の状態になれば苦が消える、というのが仏さんの教えだろう。確かに何かに集中したり夢中になったりしている時などは苦（不快感）が消えている。しかしもう一つ、快感神経系を活性化させて快を感じることによっても苦を消すことができるのではないだろうか。ただし特定の快を追求して依存症に陥ると、新たな苦が生じてきてしまうことになるが。

無の状態になって生きていくこと（何事にもとらわれず無心になって生きていくこと）、快感神経系を適度に活性化させて生きていくこと（適度で適切な楽しみや生き甲斐をもって生きていくこと）、この二つが苦から逃れて生きていく方法ではないだろうか。

◆適度な快が必要

仏教でいう八苦の一つに「求不得苦《ぐふとくく》」＝「求めているものが得られないことから生じる苦しみ」がある。実現が難し過ぎる快を追い求め続けることは「求不得苦」という苦の原因になるからよくない、実現が容易過ぎる快を追い求め続けることは「依存症」という苦の原因になるからよくない、と言えるのではないだろうか。

快を得ずに生きていくことは不可能であろうから、実現可能だが安易ではない快を求めていくこと、快を得る手段を複数確保しておくこと、一見些細なことからも快が得られるような心の状態を維持していくこと、などが重要だろう。

以上のような方法（無になる、適度な快を得る等）によって、今現在は何とかあまり苦を感じずに生きていけるかも知れない。しかし、老・病・死という近未来の苦からはやはり免れようがないのではないだろうか。

◆体も運命も皆同じ

『偉そうに「自我」だとか「人間様」だとか、思い上がっている君の身体は、しょせん骨と腱を組み立てて、生肉と皮膚で表面を覆ってつくりあげた壊れやすい城にすぎない。その血だらけの城の中には、刻一刻と細胞が老いていく老化現象と、細胞が死滅していく死亡現象と……などなどが、ぎっしりひしめき合っている。』

思想・信条・宗教・哲学・理論……などといっても、所詮は脳の中で生じる幻のようなものであり、その脳はあくまでも体の一部である。社長も大学教授も大臣も、ホームレスも痴呆老人も精神病患者も、皆同じ物質からできた同じ構造をもつ物体である。そして物質的にも構造的にも、日々刻々と老化し日々刻々と死に向かっている。皆ほとんど同一の物体であるのだし、運命や行く末も皆同じであるのだから、生きている間の一瞬くらい皆仲良くできればいいのだが。

このような「人間誰もが皆ほとんど同じ物体であり同じ運命にある」という真実の認識は、老・病・死の苦の感覚を少しは弱めてくれると思う。

◆諸行無常・万物流転

すべてはうつろいでいくものであり、自分という物体・意識も、宇宙の空間・時間の中ではほんの一瞬だけ生じた幻のようなものである。宇宙の初期から存在し続けているのは、クォーク・原子・分子といった微小な物質だけであり、それらが今現在一時的に寄り集まって自分という物体を形づくっている。そしてこの集まりは、近いうちに間違いなく解散する。宇宙

137億年のうちの80年、1億7000万分の1。自分などというものは、ポッと出てすぐ消えてしまう存在なのである。

このような宇宙規模の空間・時間について思いを巡らすことも、老・病・死の苦の感覚を少し弱めてくれるだろう。

◆執着する価値があるものなどない

『死ぬときは、すべてを失う。』

自分が死んでしまえば、自分はこの世界を認識できなくなるし、たとえ万が一何らかの方法で認識できたとしても、もはやそこには自分は存在しない。認識できても自分が存在しない世界には意味がないし、自分が存在していても自分自身や世界のことを認識できなければやはり意味がない。自分の意識がその世界の存在を確実に認識し、かつ自分自身がその中に存在している世界のみが、自分にとって意味のある世界だろう。

つまり、自分の脳と体が両方とも確実に存在し機能している世界のみが自分にとって意味がある世界であり、よって自分の脳と体がこの世界における最重要物であると言える。脳は体の一部であるから、つまりは自分の体が最重要物であると言える。最も大切にすべきものは自分の体であり、自分の体だけは執着して良いもの、いや執着すべきものであると言えるだろう。

そしてその最も執着すべき対象である自分の体ですら、確実に崩壊して消え去る運命にある。最も大切な存在である自分の体ですら、いつまでも執着しておれない存在（執着し甲斐のない存在）であるのだから、いつまでも執着するだけの価値があるものなどこの世には全く存在しない。

仏さんが言うように、執着すること（こだわること）によって苦が生じるのだろう。何にも執着しなくていい（執着しても仕方がない）のだから、何にも執着せずに気持ちを楽にして生きていけばいいのではないだろうか。諸行無常を深く認識して何事にも（老・病・死にも）執着しないことによって、日常の様々な苦からも老・病・死の苦からも逃れて生きていくことができるのかも知れない。

◆死について

『……老いと死は、あらゆる生き物に、前後左右からおしつぶすようにおし迫る。……誰であっても免除されることなく、老いと死に迫られ、おしつぶされる。……老いと死に対しては勝ち目がない。君は絶対確実に、死ぬ。』

人間は最後には絶対に負ける。それも情け容赦なく、徹底的に負ける。後にはバラバラになった小さな骨しか残らないほど、完璧にやられる。最強だ無敵だなどと言われている人でも、歳をとれば弱くもなるし病気にもなる。そして最後には、徹底的に負ける。やはり死は人間にとって最大の「苦」なのだろうか。

最も大切な存在である自分の脳・体でさえ粉砕され消滅するのであり、極めて残酷な話ではある。しかし見方を変えれば、何事にも執着しなくていい（こだわらなくていい）のだから、楽と言えば楽な話でもあるだろう。自分が消え去るだけで後はもう二度と何もしなくていいのだから、「死」は晴れやかですがすがしいとさえ言えるだろう。

しちめんどくさい仕事やくだらない各種手続きを、人との関係等で悩むことを、病気や子や孫や貯蓄金の心配を、もう一切何もしなくていいのだから、また、しょうもないことで文句を言ってくるようなバカな人間にもう二度と会わなくて済むのだから、死ぬ瞬間は思い切り解放感に浸ればいい。死は「苦」ではなく、むしろ「苦からの完全なる解放」であると考えればいいだろう。

⑹ 第五章のまとめ

＊「欲を断て」とは、「特定の強い快感を追い求め続けたり強い快感を得続けたりすること（欲望や快感に振り回されて生きること）は止めなさい」という意味である。

＊悪い業がたまるとは、扁桃体をしょっちゅう活性化させることによってますます扁桃体が活性化しやすくなるということである。善い業がたまるとは、快感神経系をしょっちゅう適度に活性化させることによってますます快感神経系が活性化しやすくなるということである。

＊生き甲斐や楽しみを見出す・ポジティブ思考を心がける等によって、快感神経系の活性が高まって扁桃体の活性が抑えられ、性格が改善されていく。

＊嫌な相手に対して、近づかない、聞き流す、相手を憐れむ、軽く嫌う等によって、我慢をせずに自分の扁桃体の活性化を防いでいく（抑えていく）ことが可能である。

＊快・不快に支配されなくなった状態（いつも平然としていられる状態）が「無」であり「涅槃《ねはん》」である。

＊愚かな人とは快・不快に支配されて生きている人であり、智慧（理性）のある人とは快・不快をコントロールして生きている人である。

＊無の状態になって生きていくこと、執着はせずに快感神経系を適度に活性化させて生きて

いくこと、この二つが苦から逃れて生きていく方法である。

＊実現可能だが安易ではない快を求めていくこと、快を得る手段を複数確保しておくこと、一見些細なことからも快が得られるような心の状態を維持していくこと等が、心の健康を保っていく上で重要である。

＊最も執着すべき対象である自分の体ですら、確実に崩壊して消え去る運命にある。いつまでも執着するだけの価値があるものなどこの世には全く存在しない。

＊諸行無常を深く認識して何事にも執着しないことによって、日常の様々な苦からも老・病・死の苦からも逃れて生きていくことができるかも知れない。

＊死は「苦」ではなく、むしろ「苦からの完全なる解放」である。

※振り子のように揺れ動く快・不快から逃れて生きていくには、また様々な苦から逃れて生きていくには、理性によって快・不快をコントロールすること、無の状態になること、快感神経系を適度に活性化させていくこと、何事にも執着しないこと、などが重要である。

第六章
嫌な奴の脳内メカニズム

不快感が生じる原因のほとんどは、他の人間の言動だろう。不快感を生じさせる人間（つまり嫌な奴）を、⑴感情中心系、⑵自己陶酔系、⑶攻撃系、の三つの系列に分類してみた。そして、⑴について7タイプ、⑵について6タイプ、⑶について11タイプの例を挙げた。これらの人達は、なぜどのようにして人を不快にさせるのだろうか。その脳内のメカニズムはどのようになっているのか。いずれのタイプに関しても、脳内の快感神経系と扁桃体が重要な鍵を握っている。これらの人達の例は、自分の生き方を考えていく上でも大いに参考になるはずである。⑷では、快感神経系と扁桃体の働きを基準にして、生き方・性格、友人、仕事等をそれぞれ四つのタイプに分類してみた。『』内は第五章と同じく、『超訳　ブッダの言葉』からの引用である（仏さんも嫌な人・困った人を多数認識し、その対応に苦慮していたようである）。

(1) 感情中心系の嫌な奴

◆他者を好き・嫌いで振り分ける人

振り子構造そのままに、他者を好き（快）か嫌い（不快）かで極端に振り分ける人がいる。この手の人間が野球の監督等人の上に立つ立場になると、露骨なえこひいきを始めて大変である。一旦ある選手が気に入らないとなると、あらゆる機会をとらえて嫌がらせを始める（大活躍した翌年にポジションを奪う、3安打打った翌日にスタメンからはずす、記録達成の目前に交代させる、少しのミスですぐに交代させる、ミスをすると嫌悪感むき出しで非難する等）。

自分の快感神経系または扁桃体を絶えず活性化させていないと気が済まず、そのために常に自分の周りにお気に入りと攻撃対象をつくり出しているとも言えるだろう。自分の好き・嫌いを何よりも優先させ、チームの勝利すら二の次になってしまうほどである。全くこんな人間の意のままに扱われる選手達はたまったものではないだろうし、そんな様子を見せられているファンの方も気分が悪くて仕方がない。

◆何でも勝ち負けとしてとらえる人

勝負事は、闘争本能を刺激して覚醒水準を上げるなど、脳と体を活性化させる非常に有効な手段ではあるが、ストレスを生じさせることも多く、多くの人にとっては時おり気が向いた時に行う程度で十分であると言えるだろう。

しかるに、何でもかんでも勝ち負けとしてとらえ、年中ムキになって勝ちにいく人がいる。兄弟間や夫婦間においても、相手を協力相手ではなく競争相手としてとらえ、シャカリキになって相手に勝ちにいこうとする人がいる。半ば無意識的に、相手を見下すことによる快を得ようとしたり見下されることによる不快を避けようとしたりしているのであろうが、いたずらに相手と自分の心の平和をかき乱して不快や不安定やストレスをもたらす愚かではた迷惑な行為であると言えるだろう。

◆何でも他者と比較する人

『あの人より勝《まさ》っている……などと言って比べないこと。あの人より劣っている……などと言って比べないこと。』

比較〇〇学という学問が多く存在するように、比較することによって様々なことが見えてくることは事実である。しかし他者と自分を比較することは、快・不快の感情を強力に湧き上がらせることにもなりがちである。

やたらと他者のことを気にして、何でもかんでも他者と自分を比較したがる人がいる。そういう人は快・不快の感情にとらわれることを無意識的に欲しているのかも知れないが、自ら進んで自分の心を不安定にしているようなものであり、愚かな行為であると言えるだろう。

◆支離滅裂なことを言う人

感情に支配されがちな人は、元々理性の働きに問題があるためにすぐに感情的になると考えられるが（第七章⑴）、感情的になった時には更に理性の働きが低下する（振り子構造）。そうなると、理屈は通じないし、聞く耳を持たないし、矛盾だらけのことを言い出すし、平気でウソをつくし、手がつけられなくなる。そういう人には（特にそういう状態の時には）近づかないことが一番である。

感情は極端に揺れ動くから、感情に支配されている人は、その時その時によって言うことが180度違っていたり、支離滅裂だったりするのだろう。また事実は一つであるはずなのに、その事実さえもが感情によって大きく影響を受ける（事実よりも感情が優先される）ため、平気でウソをつきまくることにもなるのだろう。

◆評価が極端な人

人をほめるかけなすかの両極端しかないような人がいる。自分がたまたま「快」の状態にある時は、周囲の人に対してやたらと愛想が良かったり世話を焼いたり極端にほめたりするが、一旦何かのきっかけで「不快」の状態になると、突然人を批判したりけなしたり攻撃したりし始める。自分は絶えず快または不快に支配されていて、周囲の人に対して頻繁に「ほめる」と「けなす・攻撃する」を繰り返す。こういう人は自分は全くストレスを感じていないらしいが、周囲にいる人（特に下の立場にいる人）は心がかき乱され続けてグッタリすることになる。

◆過去にこだわってばかりいる人

もう過ぎたことであり言っても考えても仕方がないことに対して、いつまでもグジグジグジグジこだわり続ける人がいる。ああすればよかった・こうして欲しかったなどと言ってみたり、人からされた嫌なことや人から言われた嫌な言葉を繰り返し思い出したりして。当然周囲にいる人間まで暗い気持ち・不快な気持ちになってくる。

こういう人は自分の扁桃体の活動に支配されて生きており、自分の言動や思考の虚しさにも周囲の人が受けている迷惑にも気づくことがないようだ。精神的な病に陥っている人なら致し方ないが、それ以外の人でこのように過去にこだわってばかりいるのは、暇でなおかつ愚かな人だろう。現在が忙しければ過去にこだわり続けている余裕などないだろうし、時間が十分ある場合でも賢い人なら、自分なりの楽しみ・生き甲斐を見つけて前向きに生きていくであろうから。

◆思ったことを全て口にする人

感情に支配されている人の多くは、「自分の感情の動き」が抑えられないだけでなく、「思ったことを口にすること」を抑えることも難しいようだ。その結果、制御されずに動く感情に主導された言葉をそのまま口にすることになる。「真実であるか否か」「的確であるか否か」「相手がどう思うか」「どう感じるか」等を考慮せずにただ思いつくまま発言するから、相手を思い切り傷つけたり相手に非常に不快な思いをさせたりすることにもなる。こういう人は理性・客観性に問題があると言わざるを得ないだろう。図7のような関係にあるのだろう。

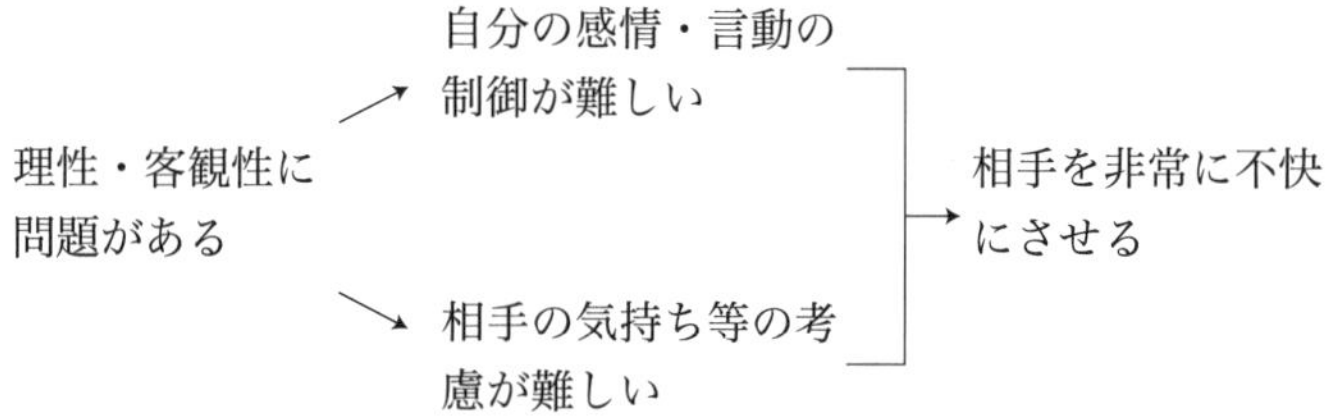

理性・客観性に問題がある
自分の感情・言動の制御が難しい
相手の気持ち等の考慮が難しい
相手を非常に不快にさせる

図7

◆感情中心系の嫌な奴とは

以上見てきたように「感情中心系の嫌な奴」とは、感情（快・不快）に支配されて生きており、そのために他者に不快を与え続ける人である、と言えるだろう。

(2) 自己陶酔系の嫌な奴

◆自慢話をする人

『自分がどれだけがんばったかということや、自分が成し遂げたことや、自分が有名人と知り合いであることとや、自分の立派そうな職業について質問されてもないのにしゃべる人。……「浅ましい」と敬遠されるだろう。』

『君の心がくつろいで静かに安定しているのなら、「私はこれをしてあげた」「私はこれほどの人物だ」などと、自分の業績を誇ったりしないはず。』

自慢話とは、自分の言葉によって自分の快感神経系を活性化させる行為であると言えるだろう。しょっちゅう自慢話をしている人は、一つの安易な手段によって快感を得続けている状態、つまり依存症の状態にあるのだろう。一般の依存症には何らかの物や行為が必要であるためお金や手間がかかるが、自慢話は非常に手軽に快感が得られてしまう。一番安易で手っ取り早く、直接的・効果的で、わかりやすく見え見えで恥も外聞もなく、それをやり始めたらもうお終いという感じの、いわば最終兵器みたいなものだろう。また自慢話をする人からは、人から認められたい・ほめられたい・尊敬されたいという願望が露骨に感じられ、その意味でも、見え見えで恥も外聞もない行為であると言えるだろう。

◆他者を見下す・バカにする人

絶えず誰かを見下したりバカにしたりしていないと気が済まないような人がいる。人を見下す・バカにすることによって、自分が偉くなったような気分になると同時に攻撃本能も満たし、自分で自分の快感神経系を活性化させているのである。

居酒屋などで見られるように、政府の要人等を見下す・バカにする時が一番快感が生じるようだが、目の前にいる話し相手を見下す・バカにする人もいる。そういう人は、相手を非常に不快にさせつつ自分だけがいい気分になっているのであり、もっぱら自分が快感を得ているだけの「自慢話をする人」よりも更にたちが悪いと言えるだろう。

◆差別の塊のような人

私立校より公立校の方が上、自営業より勤め人の方が上、会社員より公務員の方が上、公務員の中でも教育職が一番上、文系より理系の方が上、理科の中でも生物・地学より物理・化学の方が上……という非常に単純でわかりやすい世界観・人間観をもった公立大学出身の公立高校の化学の教師がいたが、何と自己中心的な世界観・人間観だろう。しかもそのくだらない世界観・人間観を平気で人前で口に出してしまうのだからすごい。絶えず周囲の人を見下して快感神経系を活性化させているようだ。当然生徒からも他の教員からも嫌われていたが。

人を見下すという行為は強い快感をもたらすものの、見下された人間は強い不快感をもつし、見下した人間も嫌われる・仲間外れにされるなどしがちであり、決して好ましい行為ではないだろう。自分にとって「快」であり、他者にとって「少なくとも不快でない」行為を行っていくべきだろう。

◆調子に乗っている人

「この人調子に乗っているのでは？」「いい気になっているのでは？」「自信過剰なのでは？」などとこちらがつい思ってしまうような人がいる。例えば、「いい味出してる」「ウケるー」「そんな問題じゃない」「だから何？」等の人を見下すような発言を繰り返す人、流行の言葉や言い回しを連発する人、異性と妙に親しげに会話をする人、くだらない話題や冗談でわざとらしく盛り上がっている人、ＳＮＳで自分が活躍している様子をアップし続ける人など。しかし筆者も散々経験してきたことであるが、調子に乗っていると必ずや崖から突き落とされるような目に遭うことになると思う。

調子に乗っている人は、他者から嫌われるということもあるが、脳の使い方自体に問題があると思われる。調子に乗っている状態とは、自分で自分の快感神経系を活性化させ続けている状態であり、感情の働きが優位になって理性の働きが低下し、ものごとを客観的に見る力・冷静な判断力・注意力等が低下し、その結果やり過ぎる・判断を誤る・油断する・人を傷つける等の失敗を起こしてしまうということではないだろうか。

◆ナルシスト

男のナルシストにはかなりうんざりする。自分で自分のことをかっこいいとか完璧だとか本気で思っているから気味が悪い。心の中で絶えず自分をほめ続け、勝手に自分で快感を得てうっとりとしているのだろう。ナルシストにはその他に、自信過剰・人を見下している・かっこつけている・自分のことばかり話す・自分や身内の自慢話が多い・女性に対して妙に積極的である……などの特徴があると思う。安易な一つの手段によって快感を得続けている状態であり、依存症の一種と考えていいだろう。

それにしてもナルシストは、「人の目」は強く意識しているはずなのに、「人の気持ち・考え」にはまるで無頓着なようだ。快感に浸りきっているがゆえに理性や客観性が低下し、平気で人に不快感を与えたり、ひんしゅくを買ったり、恥知らずだったり、見え見えだったり、わざとらしかったり、偉そうだったりするのだろう。不快感に振り回されている人も同じだが、ようするに感情に支配されている人間は、他者の気持ち・考えなどどうでもよくなってしまっているのだろう。

◆やたらと専門用語を使う人

『マニアックな単語なんかに、こだわらないで話す。……仏教方言を言われても仏教オタク以外は「はぁ？」となる。地方方言なんかにこだわらず、人に合わせて柔軟に話すのが麗しい。』

お経や禅問答や難解な仏教用語などは、正に仏教方言であり、マニア的・オタク的・自己満足的・自己陶酔的・唯我独尊的・独善的・排他的・権威主義的・はったり的であると言えるだろう。相手に合わせて柔軟にわかりやすく優しく丁寧に話をしたと言われる仏さんとは正に真逆だろう。全くいつからどうしてそんな真逆のことをやり始めてしまったのだろう。

後の時代の坊さん達が自分達を権威づけるために、勝手に仏教を難解でとっつきにくいものに変えていったのだろう。いばりたい、人を見下したい、優越感を味わいたい、尊敬されたい、一目置かれたい、難しいことをやっていると思われたい、独占したい……などの私利私欲・煩悩によって始めた（進めていった）ことに違いない。

現代の日本にも、やたらと横文字系の専門用語を使って話をする人がいる。専門用語を熟知し使いこなしている自分に陶酔し、また無知な他者に対して優越感を抱き、自分で自分の脳内に快感を生じさせているのだろう。これもナルシストの一種であると言えるだろう。

◆自己陶酔系の嫌な奴とは

以上見てきたように「自己陶酔系の嫌な奴」とは、自分で自分の快感神経系を活性化し続け、そのため理性や客観性が低下し、それらのために他者に不快を与え続ける人である、と言えるだろう。

⑶ 攻撃系の嫌な奴

◆自分のことを棚上げする人

扁桃体を暴走させて他者を攻撃する人（感情に任せて他者を攻撃する人）は、１００%自分のことを棚上げしていると言っていいだろう。理性・客観性に問題があるからこそ、平気で自分のことを棚上げできるし、また扁桃体を暴走させやすいのだろう。そして、自分のことを棚上げした上で扁桃体を暴走させるからこそ、平気で他者のことを激しく攻撃できるのだろう（図８）。

こういう人は必然的に、周囲の人から嫌われるし信頼されないし、「じゃあお前やってみろよ」「お前はできるのかよ」「よく人のことが言えるな」等の反撃を容易に受けることにもなるだろう。

◆こちらが非常事態の時に攻撃してくる人

『君がもし、不快な状況下でも怒らずにすむならば、真に「温和で優しく

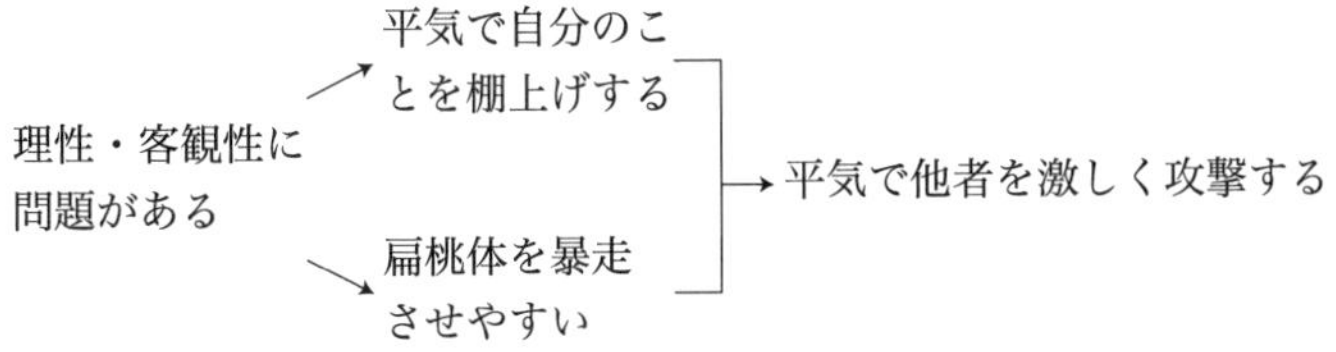
理性・客観性に問題がある
平気で自分のことを棚上げする
扁桃体を暴走させやすい
平気で他者を激しく攻撃する

図８

冷静な人」と呼ばれるにふさわしい。』

非常事態に対応していくためには、冷静・理性的であることがまず重要だろう。しかるに、非常事態になると動揺して感情（扁桃体）を暴走させてしまう人がいる。パニックに陥って自分が困るだけならまだしも、不安定な気持ちを周囲の人にぶつけまくるような人もいる。そういう人はまことにもってはた迷惑である。

しかし次の場合はもっとひどい。非常事態に陥っている人には実質的・心理的な手助けが必要であろうから、そばにいる人は冷静・理性的でその人に対して優しく協力的であるべきであろう。ところが、人が非常事態の時に自分の方が動揺して感情（扁桃体）を暴走させ、あろうことか非常事態にある当の本人に対して不安な気持ちをぶつけたり攻撃的になったりする人がいる。例えば、子の受験によって親の方が不安定になり、その子にイライラや不安感をぶつける親、配偶者が病気になることによって自分の方が不安定になり、イライラして病気の配偶者に不満をぶつける人など。困難に直面して最も冷静にならなければいけない時に、その当人の気持ちを思いっきり不安定にさせてくるのだから、正に最低・最悪な行為だろう。

◆不満や文句ばかり言っている人

自分がどのような状況に置かれても、すぐさまそのマイナス面に目が行き、不満や文句を言い出す人がいる。こういう人は、事態がどっちにどう転ぼうと必ず不満や文句を言う。あらゆる事柄にはいい面・悪い面があるのだが、こういう人達は悪い面しか見ていない。

また、人間誰しも環境・時間・能力・金等の制約があり、無いもの・不足しているもの・手に入らないものがあって当然であるにもかかわらず、それらにばかりこだわって不満を言い続ける人がいる。

これらの人は、扁桃体をわざとのようにしょっちゅう活性化させており、絶えずイライラし、ネガティブであり、攻撃的で、不満や文句ばかり言い、周囲の人を不快な気分にさせ続ける。

◆癇癪ジジイ

昨今の日本において、見ず知らずの他人に対していきなり声を荒らげたりするのは、ほとんどの場合お年寄りだと思う。生まれ育った時代背景や生活環境の影響も大きいだろうが、歳をとるほど攻撃的になる傾向もあると思う。なぜだろうか。

体のあらゆる部分は、よほど使い過ぎない限りは、使えば使うほど強化される。扁桃体も、使う↓強化される↓より使うようになる↓より強化される↓……という正のフィードバックによって、歳とともに次第に強化されていき、イライラする傾向・人を攻撃する傾向などが強まっていきがちなのだろう。

扁桃体の正のフィードバックの他、感情をコントロールする理性の低下、快感を得る手段や機会の減少、体の老化による不快感の増加などが相まって、いわゆるヒステリーおばさん・鬼ババア・頑固ジジイ・癇癪ジジイなどができ上がっていくのだろう。

◆説教する人・相手を追い込む人

説教する・相手を追い込むという行為には、相手に多大なストレス・プレッシャー・不快感を与えつつ、自分は人を見下す・攻撃する・思い通りに動かす等による快感を得たりストレスやイライラを発散させたりしている、という面があると言えるだろう。部下や生徒を説教する・追い込むことが内心気分良くて病みつきになっている人もいるかも知れない。実際些細な理由でほぼ毎日特定の生徒を叱りつけ、その生徒が休むと他の生徒を叱りつけるなど、自分のストレス解消のために叱っているとしか思えない教員もいた。

説教・追い込みではなくアドバイス程度にとどめ、それもかなり慎重に行うべきだと思う。相手にもよるだろうが、一般にアドバイスで十分効果が上がるだろうし、説教・追い込みは相手に相当な不快感を与えるだけで終わる場合が多いと思う。

◆自己防衛のために他者を攻撃する人

「自分を棚上げして人を攻撃する」というよりももっと積極的（？）に、「自分の問題を覆い隠すために人を攻撃する」ような人がいる。例えば、誰かに自分の非を指摘されて不快感が生じた瞬間、いきなり全然別の話題を持ち出してその相手を攻撃し始めるような人である。攻撃は最大の防御であると言わんばかりに。

このような人達は一方的に人を攻撃するばかりで、自分自身を振り返ったり反省したりすることは決してないのだろう。

◆投影を行う人

誰かを何らかの理由で非難している時に、しばしば周りの人から、「それはお前のことだろ」と思われて（言われて）しまうような人がいる。無意識的に感じている自分の欠点を他者の中に見つけ、イライラしてきてつい攻撃を始めてしまうようだ（心理学でいう投影）。

こういう人は、自分自身についての理解も自分の心のコントロールもできておらず、幼稚ではた迷惑な存在であると言えるだろう。特に遺伝的に近い身内に対して投影が起こりやすいようなので要注意である。

◆超攻撃的な人

人を攻撃することは、攻撃本能を満たす・優越感に浸る等によって快感神経系を活性化させる。また、怒りの感情を解放する・ストレスやイライラを解消する・自己の問題を隠ぺいする等によって扁桃体の活性化を抑える。反面嫌われたり反撃を受けたりし、多大なストレスを受ける可能性も高い。

おそらく、元々超攻撃的な性格である・肩こり等によって絶えず扁桃体が活性化している・異性から全く相手にされない等が原因で、非常に攻撃的であり、ほとんど誰かれ見境なく悪口を言い攻撃を仕掛ける女性がいた。人と戦うことが生き甲斐であり、とことん戦うだけの気力も体力もあり、誰かが反撃してくるのを心待ちにしているかのようであった。

自分に甘く人に厳しく、些細なミスを取り上げて他者を容赦なく攻撃し、「あなたは人に迷惑をかけている」などと批判してくる。自分はしっかり仕事をしていて誰にも迷惑をかけていないつもりらしいが、自分のミスはわざとのようにスルーしているし、そもそも周囲の人を非常に不快にさせ続けているということ自体が最大・最悪のはた迷惑であるということに気づいていないらしい。

◆いじめを行う人

一般に人を攻撃することによって、快感神経系が活性化したり扁桃体の活性化が治まったりすることは事実だろう。しかし相手が自分より強い場合は、攻撃しようとすると恐怖心が湧き上がり、扁桃体が活性化してしまう。人を攻撃することによって、快感神経系を活性化させつつ扁桃体の活性化を抑えていくためには、自分より弱い相手に向かうしかない（反撃の危険性を考えると、自分よりかなり弱い相手を選んだり、集団で行ったりする必要があるだろう）。これが人がいじめを行う根本原因であるには違いないだろう。

いじめという行為は、いじめられている本人はもちろん周囲にいる人間まで不快にさせる。その理由は、①誰かが声を荒らげたり恐怖を感じたりして扁桃体を活性化させていると、自分の扁桃体まで活性化してきてしまうから（ミラーニューロンの働き）、②人権侵害の行為自体が許せないから、③下劣な手段で快感神経系を活性化させている人間が許せないから、④かわいそうだし、何とか助けられないか等の葛藤が生じるから……などだろう。いじめとは、相手を著しく不快にさせつつ自分が快感を得るという卑劣な行為であり、また周囲にいる人間まで相当不快にさせる行為なのである。

◆自分の「考え」や「常識」に凝り固まっている人

自分の考え・意見に凝り固まって相手と敵対することを目的としているかのような人とは論争をしても仕方がない、相手にしないのが一番である。こういう人は、自分と異なる考え・意見に対して嫌悪感を抱いて一方的・感情的に攻撃したり、自分の考え・意見に同意しないというだけで不快になって怒り出したりする。こういう人は自分の考え・意見に感情的にしがみついているのであり、思想らしきものをもっていたとしても、理性的というより感情的な人と言うべきだろう。

また、「これはこうあるべきだ」「こういう時はこうすべきだ」「これが常識だ」などと勝手に強く思い込んでいる人間も非常に厄介である。思考力・人間理解力・協調性・柔軟性等に著しく欠け、それゆえに出所不明の「常識」に強くしがみついて生きているらしい。自分で勝手に思い込んでいるだけならまだしも、こういう単純な人間はしばしば自分のくだらない「常識」を人にまで押し付けてくる。何しろ「常識」であるから誰もが従わなければいけないと思っているらしく、従わない相手には攻撃まで仕掛けてくる。全くもって迷惑千万である。

◆反日活動に熱心な中国人・韓国人

反日活動に関しては世界のトップを争う中国と韓国だが（というよりこの二カ国くらいしかやってない？）、やっていることは似ていても、両者の言動のパターンにはけっこう違いがあると思う。一言で言えば、「上から目線の中国」と「ヒステリックな韓国」といったところだろうか。もちろん当てはまらない人も大勢いることは承知の上で、両者の脳内メカニズムを次のように推測する。

①中国人

中華思想が２０００年以上も前から存在し、自分達が世界の中心であると勝手に思い込んでおり、周囲の国家・民族を見下して快感神経系を活性化させ続けている。極めて自己中心的で幼児的万能感を強くもち、周囲の国家・民族が自分達に従わないと（つまり自分の万能感が否定されると）すぐに扁桃体が活性化して攻撃的になる。

韓国の自国防衛のためのＴＨＡＡＤ配備に対して、陰湿で執拗な報復を徹底して行い、ベトナム沖において中国船約40隻でベトナム漁船を包囲し体当たりして沈没させ、救助活動も行わずに立ち去るなど、国を挙げていじめ行為を行っている。ベトナム・フィリピン・マレーシアの間の南シナ海を勝手に埋め立てて軍事基地を作るなど、自分達は何をしても許されると思っているらしい。

日本人も当然見下すべき対象であるのだが、現在の科学・技術・文化・環境・社会的成熟度等で劣っているため、「愚かな行為を行った」という70年以上も前のネタを持ち出して日本人を見下し攻撃し続けている。歴史をずーっと遡っていけば隣国を批判するネタくらいいくらでも見つかると思うけれど。

②韓国人

2000年以上も前から、中国人・満州人・モンゴル人・日本人等に繰り返し支配され虐げられてきた民族の歴史が基になって、扁桃体を中心にした神経回路網（コンプレックス）が強力に形成されており、わずかな刺激で扁桃体が強く活性化して激情的・攻撃的になる。

勝手に弟分と見なしている日本に対して、かつて併合されたことによる強い屈辱感や現在様々な面で遅れをとっていることによる強い嫉妬心があり、日本を相手にした時は特に強力に扁桃体が活性化する。ある相手によって活性化している扁桃体の活動を抑えるには、何か理由をつけてその相手を攻撃したり見下したりするのが一番手っ取り早い。また攻撃を行うことによって、心身が活性化して元気になれるし、ストレス解消にもなるし、集団で攻撃することによって国民の一体感も感じられる。このような理由から、韓国においては日本を攻撃すること自体が目的・生き甲斐になってしまっている。

日本を攻撃し続けるために、いくらでも過去に遡るし、同じ要求を何度も何度も繰り返すし、勝手にゴール（決着点）を移動させ続けるし、日本が行った様々なプラス面（インフラ整備・産業振興・経済支援等）はわざとのように全て忘れるし、国家間の重要な約束すら平気で破るし、事実さえも平気で捻じ曲げる。日本の寺から盗み出して持ち帰った仏像について、裁判所が事実上返還拒否の決定を下すなど、政府も国会も裁判所も警察も国民も、日本に対しては何をしてもいいと思っているらしい。

韓国併合は70年以上も前のことであり、当時の日本側の責任者は誰も残っていないはずだが、一体誰に謝れと言っているのだろう。戦後生まれの人間に戦前・戦中のことを謝らせ続けて一体何が面白いのだろう。日本人として生まれたというだけの理由で、自分が生まれる前の出来事について一生韓国人に謝り続けなければならないのだろうか？　韓国人として生まれたというだけの理由で、自分が生まれる前の出来事について一生日本人を攻撃し謝罪を求め続ける必要性や権利があるのだろうか？　我々はたまたま日本人や韓国人や在日韓国人として生まれてきたのであって、国籍だけを理由に差別したりされたり、攻撃したりされたりするのは間違っていると思うがいかがだろうか？

たとえ自分自身が直接体験した嫌なことであっても、そのことにいつまでもこだわり振り回され続けているのは愚かであるに違いない。ましてや自分が生まれる前の全く体験も目撃もしていない話（しかもどこまで本当かよくわからないような話）にこだわり振り回され続けているのは、自分の貴重な一生を自らドブに捨てているようなものだろう。

◆攻撃系の嫌な奴とは

以上見てきたように「攻撃系の嫌な奴」とは、もっぱら不快（扁桃体）に支配されて他者を攻撃し、そのために他者に不快を与え続ける人である、と言えるだろう。

⑷ 快感神経系・扁桃体による人間分類

◆生き方・性格の分類

快感神経系・扁桃体の活性度や自分自身の快感神経系・扁桃体への対応の仕方によって、人の生き方・性格を次の四つの極端なタイプに分類できると思う。

Ⓐ 快感神経系の活性が継続的に低下している人

うつ病の人、うつ傾向の人、根暗な人、無気力な人、何をしても楽しめない人、依存症（中〜後期）の人

(B) 快感神経系の活性化を最優先させて生きている人

快楽主義者、社交家、冒険家、行動力あふれる人、わがままで自己中心的な人、自己陶酔系の嫌な人(2)、ＡＤＨＤ（注意欠如多動性障害）の人、依存症（初〜中期）の人、躁病の人、快楽系の犯罪を繰り返す人

(C) 扁桃体の活性が高く、その活動に振り回されて生きている人

人格障害の人、絶えずイライラしている人、やたらに怒りっぽい人、攻撃系の嫌な人(3)、強いコンプレックスを抱えている人、不安障害の人、悲観論者、心配性の人

(D) 扁桃体の活性化を防ぐ・避けることを最優先させて生きている人

引きこもりの人、オタク的な人、臆病者、安全優先主義の人、事なかれ主義の人、現実逃避している人、二重人格・多重人格の人（耐え難い記憶から逃れるために人格を分裂させたと考えられる）

快感神経系は一定程度活性化していないとまずいもの・一定程度活性化させるべきものであり、活性化しなくなったらダメだし(A)、活性化をあまりに求め続けている状態・あまりに活性化させ続けている状態にも問題がある(B)。

扁桃体は活性化し続けていてはまずいもの・活性化をコントロールすべきものであり、活性化し続けていてはダメだし(C)、活性化をあまりに避け続けている状態にも問題がある(D)。

(A)〜(D)はいずれも極端な生き方であり、その間に理想的な生き方があるのだろう。例えば、扁桃体の活性化をなるべく抑えつつ、快感神経系を適度・適切に(依存症に陥ったり人に迷惑をかけたりしないように)活性化させながら生きていく、というような生き方が理想的であるのだろう。

◆友人・交際相手の分類

快感神経系を活性化させてくれる相手が、いい人、好ましい人、感じがいい人、一緒にいて楽しい人……であり、扁桃体を刺激してくる(活性化させてくる)相手が、嫌な奴、ムカつく奴、感じが悪い奴、一緒にいると気分が悪くなる奴……である。

他者の快感神経系・扁桃体への働きかけ方の相違によって、人のタイプを次の四つに分類できると思う。

(A) 他者の快感神経系を活性化させるが、扁桃体は活性化させない人
　面白いこと・楽しくなるようなこと・うれしくなるようなことを言い、嫌なこと・ムカつくことは言わない人。

(B) 他者の快感神経系を活性化させるが、扁桃体も活性化させる人
　面白いこと・楽しくなるようなこと・うれしくなるようなことを言うが、嫌なこと・ムカつくことも言う人。

(C) 他者の快感神経系を活性化させないが、扁桃体も活性化させない人
　面白いこと・楽しくなるようなこと・うれしくなるようなことを言わないが、嫌なこと・ムカつくことも言わない人。

(D) 他者の快感神経系を活性化させず、扁桃体を活性化させる人
　面白いこと・楽しくなるようなこと・うれしくなるようなことは言わず、嫌なこと・ムカつくことを言う人。

楽しい気分にさせてくれて、しかも不快なことを言わない人は最高である(A)。

開放的な人・自分の感情を抑えない人は、面白いこと・楽しくなるようなこと・うれしくなるようなことをよく言うが、嫌なこと・ムカつくこともよく言う傾向にある。こういう人と一緒にいると、楽しくなったりムカついてきたりで、こちらの気分が大きく揺り動かされることになる(B)。

閉鎖的な人・抑圧的な人は、面白いこと・楽しくなるようなこと・うれしくなるようなことをあまり言わないが、嫌なこと・ムカつくこともあまり言わない傾向にある。こういう人と一緒にいると、物足りない感じはするものの、心が安らいで穏やかに過ごすことができる(C)。

面白いこと・楽しくなるようなこと・うれしくなるようなことは言わず、嫌なこと・ムカつくことばかり言ってくる人は最悪である(D)。

◆学校・仕事・職場等の分類

学校・仕事・職場等についても、同様に次の四つの分類が可能だろう。

(A) 快感神経系を活性化するが、扁桃体はあまり活性化しない。
(B) 快感神経系を活性化するが、扁桃体も活性化する。
(C) 快感神経系をあまり活性化しないが、扁桃体もあまり活性化しない。

(D)　快感神経系をあまり活性化しないが、扁桃体は活性化する。

(A)は学校や仕事に行くのが楽しい・面白いという状態だろう。(B)はまぁ普通の状態だろう。こんなもんだろうと納得して（あきらめて）比較的元気に学校や仕事に通っているといったところではないだろうか。(C)は学校や仕事に行くのがつまらない・物足りないという状態だろう。(D)は学校や仕事に行くのが辛い・嫌だ・辞めたいという状態だろう。

(D)の状況からはできるだけ早く脱するべきだろう。まず、学校内・職場内・学習内容・仕事内容等における新たな楽しみを見出す、新たな話し相手・友達をつくる、人間関係を改善する、自分の見方・考え方・捉え方を変えてみる等によって、学校や仕事を嫌じゃない・楽しい・面白いと感じられるようにしていく努力・工夫が必要だろう。しかしそれがどうしてもうまくいかないようであるならば、しかも(D)の程度がかなりひどいようであるならば、そして次年度もその状況が続くようであるならば、転校・異動・転職などを考えるべきだと思う。自分の体・脳・心・命を犠牲にしてまで得る価値のあるものなど一切存在しないのだから。

⑸ 第六章のまとめ

*不快感が生じる原因のほとんどは、他の人間の言動である。不快感を生じさせる人間（つまり嫌な奴）は、感情中心系・自己陶酔系・攻撃系の三つに分類できる。

*感情中心系の嫌な奴とは、感情（快・不快）に支配されて生きており、そのために他者に不快を与え続ける人である。

*調子に乗っている状態とは、自分で自分の快感神経系を活性化させ続けている状態であり、感情の働きが優位になって理性の働きが低下し、ものごとを客観的に見る力・冷静な判断力・注意力等が低下し、その結果失敗を起こしてしまうことになりがちである。

*感情に支配されている人間は、他者の気持ち・考えなどどうでもよくなってしまっている。

*自己陶酔系の嫌な奴とは、自分で自分の快感神経系を活性化し続け、そのため理性や客観性が低下し、それらのために他者に不快を与え続ける人である。

*理性・客観性に問題がある人は、平気で自分のことを棚上げする上に扁桃体を暴走させやすく、よって平気で他者を激しく攻撃することにもなりやすい。

*周囲の人を非常に不快にさせ続けることこそが最大・最悪のはた迷惑である。

*いじめとは、相手を著しく不快にさせつつ自分が快感を得る行為であり、また周囲にいる人間まで相当不快にさせる行為である。

＊攻撃系の嫌な奴とは、もっぱら不快（扁桃体）に支配されて他者を攻撃し、そのために他者に不快を与え続ける人である。

＊快感神経系・扁桃体の活性度や自分自身の快感神経系・扁桃体への対応の仕方によって、人の生き方・性格を四つのタイプに分類できる。

＊快感神経系は一定程度活性化していないとまずいもの・一定程度活性化させるべきものであり、扁桃体は活性化し続けていてはまずいもの・活性化をコントロールすべきものである。

＊他者の快感神経系・扁桃体への働きかけ方の相違によって、人のタイプを四つに分類できる。同様に、学校・仕事・職場等も四つに分類できる。

※嫌な人間とは、快（快感神経系）や不快（扁桃体）に支配されて生きており、そのために他者に不快を与え続ける人間である。

第七章 いかに生きるか

この章では、第一章から第六章までをふまえた上で、いかに生きるべきかということを考えていきたい。まず、扁桃体の活性化を抑えていくこと、快感神経系を適度に活性化させていくこと、この二つが生きていく上で非常に重要だろう。そのための具体的方法について、それぞれ(1)と(2)で見ていきたい。そして(3)では、理性（前頭前野）・快（快感神経系）・不快（扁桃体）の三つどもえの関係に着目しつつ、いかに生きるべきかを考えていきたい。『　』内は第五章・第六章と同じく、『超訳　ブッダの言葉』からの引用である。

(1) 扁桃体の活性化を抑える

◆まず不快感を解消する

筆者の場合、朝目覚めてすぐ、うがい（口内のねばつきや乾燥を解消するため）・トイレでの用足し・ベッド上でのストレッチ体操等を行う。時には目薬や胃薬も使用する。いずれも体の不快感を解消するためである。その後、軽い食事をしたりテレビのニュースを見たりする。こちらは快感を得るためと言えるだろう。このように、まず不快感を解消してから快感を得ようとするのが一般的な行動パターンだろう。

不快感に支配されている（扁桃体が活性化している）限り、何も始まらないし前に進まないしろくな言動を起こさない。まず扁桃体の活性化を抑える方法について考えていこう。

◆心の三つの状態

人の心の状態は、「理性が優勢になっているか、感情が優勢になっているか」によってまず二つに分かれる。そして感情が優勢になっている場合は、「快が優勢になっているか、不快が優勢になっているか」によって更に二つに分かれる。つまり人の心には、「理性が優勢」「快が優勢」「不快が優勢」の三つの状態があると考える（図9）。

「理性が優勢」でも「快が優勢」でもそれほど問題はないが、問題があるのは「不快が優勢」の場合である。「不快が優勢」の状態は自分にとって大いに不幸だし（気分が悪いし生産的な

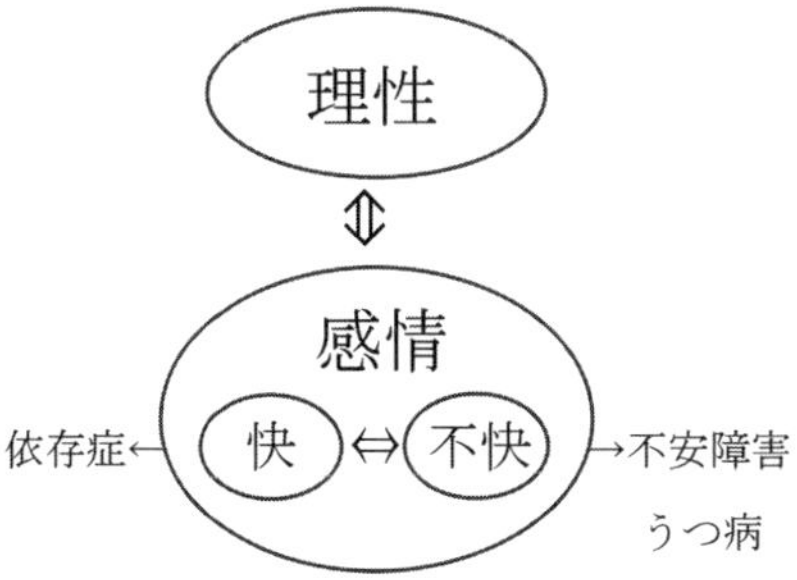

図9

ことができない）、他者を攻撃したり嫌な気分にさせたりなど、周囲の人に迷惑をかける場合も多い。自分のためにも周囲の人達のためにも、自分で自分をコントロールして「不快が優勢」の状態（扁桃体が活性化し続けている状態）にだけはなるべく陥らないようにすべきだろう。

◆扁桃体の活性化を抑える七つの方法

扁桃体の活性化を抑える方法として、次の①〜⑦が考えられるだろう。

①理性を働かせる

自分の脳の状態をリアルタイムで見ながら自分で自分の脳の働きをコントロールする「ニューロフィードバック」という治療法がある。このトレーニングを続けることによって、次第に自分の扁桃体の活動をコントロールできるようになるという。そして、扁桃体の活動（＝不快な感情の働き）をコントロールする方法を身につけるにつれて、前頭葉の活動（＝理性の働き）が活性化してくることがわかってきた。また、酒を飲んで理性の働きが低下すると、陽気になる人もいれば不機嫌になる人もいるのだが、いずれにしても感情の働きが優位になっていると言える。

以上から、理性の働きと感情の働きは反比例の関係にあると考えられる（図9）。すなわち、理性がよく働く人ほど感情がコントロールされやすく、理性の働きが弱い人ほど感情が暴走しやすい、また、理性を働かせることによって感情をコントロールしていくことが可能である、と考えられる。

理性を働かせることにより、

(i) 客観的状況や相手の立場・気持ちに対する認識が深まって感情の働きが安定してくる

(ii) 意識・理性が直接感情の働きを抑える（コントロールする）

(iii) 振り子構造によって理性が働くと自動的に感情の働きが弱まる

などのメカニズムが働いて感情の働き（特に扁桃体の活動）が抑えられていくと考えられる。やはり感情（快・不快）の暴走を止める（コントロールする）最大の武器は理性であると考えられる。

②快感神経系を活性化させる

これまでに見てきたように、人間は快・不快の振り子構造に支配されており、快（快感神経系の活動）と不快（扁桃体の活動）は、反比例の関係にあると考えられる（図9）。すなわち、快感神経系の活性が高い人ほど扁桃体の活性が低く抑えられ、快感神経系の活性が低い人ほど扁桃体が活性化しやすい、また、快感神経系を活性化させる（させていく）ことによって扁桃体の活性化を抑える（抑えていく）ことが可能である、と考えられる。

振り子構造によって、快感神経系を活性化させるだけで自動的に扁桃体の活性化が抑えられるはずである。楽しい気分になるだけで不快な気分は消え去るのである。快感神経系を活性化させる（させていく）ことが、扁桃体の活性化を直接的に抑える（抑えていく）非常に有効な手段なのである。

以上から扁桃体の活性化を直接的に強力に抑える方法として、①理性を働かせる、②快感神経系を活性化させる、の二つがまず考えられる。

その他の方法として、次の③〜⑦が考えられるだろう。

③ストレスを減らす

扁桃体はストレスによって活性化する。嫌な人間に対して、近づかない、聞き流す、相手を憐れむ、軽く嫌う（以上第五章(3)）等によってなるべくストレスが生じないようにする。また、仲間・話し相手を増やす・維持する、様々なことを行って気分転換を図る等によってなるべくストレスを解消するようにする。このようにしてストレスを減らすことにより、扁桃体の活性化を抑えていくことができる。

④副交感神経を優位にする

第三章(4)で述べたように、扁桃体は魚類の段階で出現し、敵からの攻撃等に対応して交感神経系を活性化させる司令塔的役割を担っていた。人間の扁桃体も、自律神経の中枢である視床下部に交感神経を活性化させる信号を送るなど、交感神経系の中心的役割を果たしている。

深呼吸・ストレッチ体操・音楽鑑賞等でリラックスして副交感神経を優位にすることにより、振り子構造の働きで交感神経及び扁桃体の活動を鎮めていくことが十分可能だろう。

⑤ネガティブにならない

『身体で行う行動も、口から出る言葉も、心の中での思考も、ネガティブな方向に暴走しないようにじょうずに運転できていること。これが最高の幸福。』

『心の原因と結果の法則を意識し、苦しい結果をもたらす原因となるネガティブな思考から離れて行動する。そうして、心地よい結果を受けとること。これが最高の幸福。』

ネガティブな方向に暴走しない＝扁桃体を暴走させない、ネガティブな思考から離れて行動する＝扁桃体を活性化させないようにして行動する、ということだろう。「ネガティブにならない」ということは「扁桃体を活性化させない」ということとほぼ同義であり、ネガティブにならないように心がけることによって扁桃体の活性化を直接防いでいくことができるのである。

ネガティブにならないための確実な方法は、余計なことを考えずその時その時に集中して生きていくか（つまり無になって生きていくか）、適度な楽しみを持ったりポジティブ思考を心がけたりして生きていくか（つまり適度な快を得ながら生きていくか）のどちらかであると思われるが、いずれも十分実施可能なことだろう。

⑥時には諦める

自己中心的で攻撃的な人は、明らかに自分に原因や責任がある場合でも、それを他者のせいにして攻撃し始めたりする。逆にうつ傾向がある人は、自分にほとんど原因や責任がないような場合でも、自分のせいであると思い込んでしまう傾向がある。安易に誰かのせいにするのではなく、ものごとを冷静に客観的に見て、「いくつかの原因があって誰のせいとも言えない」「運も悪かったしやむを得ない」「誰にでも多少のミスはあるし仕方がない」などと考えて納得したり諦めたりした方がいい場合も当然あるだろう。そういった諦観・達観が扁桃体の不要な活性化を抑えるのである。

実際、我が身に降りかかる最大・最悪の不幸・災難である自分の死ですら、ほとんどの場合誰のせいでもないし仕方がないことなのである。死という限りなく巨大な不幸ですら諦めるしかないのだから、他の小さな不幸など諦められないはずがないだろう。

⑦体を動かす・行動する

人間は本来食糧獲得のために毎日長距離移動を行う行動的な生物なのであり（第三章(4)、体を動かさない不活発な状態が続くことが体の不調や心の不調（扁桃体の活性化等）につながるようだ。

何もしない人ほど文句を言う、暇人ほど悲観的・心配性である、引きこもりが見せる攻撃性・イライラ、マタニティーブルー、空の巣症候群、退職・休職によってうつになりやすい、年寄りの癇癪・うつ、……に共通する原因として、「行動の低下によって起こる扁桃体の活性化」が挙げられるのではないだろうか。

外出・運動・趣味・人付き合い・仕事・ボランティア活動等体を動かすことや行動することが、扁桃体の活性化・ネガティブ思考・うつ病などを防ぐ強力な手段となるのである。

◆性格や心の病の改善

以上の①〜⑦の方法によって、扁桃体の活性化を抑えていくことができる。よく使う器官は発達し、使わない器官は衰える（用不用の法則）。扁桃体を活性化させないようにしていれば、扁桃体のコントロールに長けてくるし、扁桃体の活性度も低下してくるに違いない。そしてそうなった時は、すなわち性格が改善された（心が広くなった、穏やかになった、丸くなった）ということになるだろうし、不安障害・うつ病等の症状も軽減しているに違いない。

◆人付き合いのコツ　1

『怒っている人に対して怒りを感じずにすませられることこそ、難敵と戦ってなんとか勝利することになる。他人の怒りを前にしたとき君がいち早く気づくべきは、君自身の心まで怒りに染まりそうになっていること。それに気づいて落ち着くように。』

扁桃体を暴走させて攻撃してくる相手には、ついついこちらも扁桃体を暴走させて反撃したくなる。これは一つには、悲しんでいる人を見るとこちらも悲しい気分になる、笑っている人を見るとこちらも楽しい気分になる等と同じで、ミラーニューロンや共感システムの働きによる。それにプラスして、攻撃されたら自然に防御や反撃をしたくなるという、自己防衛本能や攻撃本能も関係しているに違いない。しかし仏さんが言うように、こういう相手にも冷静に落ち着いて対応していくのが賢い生き方なのだろう。

人付き合いをしていく上で、自分の扁桃体に関して次のことに要注意である。

①自分の扁桃体が暴走しないように、絶えず気をつけていなければならない。
②他者が扁桃体を暴走させて攻撃してくる場合は、特に気をつけなければならない。
③もし自分の扁桃体が暴走し始めてしまったとしても、決してそれを第三者にぶつけてはならない（つまり八つ当たりをしてはいけない）。

特に③は、人間として最低限のルールだと思う。

◆人付き合いのコツ 2

『「うーん、指摘したいんだけど、どうしよう」と君が心の中に秘めて隠している言葉が、事実に反していたり、他人にダメージを与える内容だったりするなら、決してそれを語らないように。……君の胸に秘めている言葉が、事実でありしかも相手にダメージを与えず、相手にとってメリットがあるとわかるなら、あくまでもタイミングをみて、それを伝えるとよい。

……（自分が）怒りそうになったとしたなら、怒りが静まり、ほとぼりが冷めるのを待ってから冷静に伝えるとよい。』

人付き合いをしていく上で、相手の扁桃体に関して次のことに要注意である。

①ウソ・間違い・事実に反すること・不正確なことを言わないようにする。特にそれらに基づく批判は、言われると本当に腹が立つ（扁桃体が活性化する）ものである。

②相手を傷つけること・イライラさせること・怒らせるようなことを言わないようにする。つまり、相手の扁桃体を極力刺激しないようにする。

③相手または自分の扁桃体が活性化している時（感情的になっている時）を避けて話をするようにする。その理由の一つは、扁桃体の活動に支配されている間は理性がまともに働かず、よって理屈が通じにくい上に扁桃体の更なる暴走が起こりやすいから。もう一つの理由は、ミラーニューロンの働きにより、また自己防衛本能や攻撃本能の働きにより、扁桃体の活性化は容易に相手に伝播するから。誰かの扁桃体が活性化している時は、距離と時間を置くことが一番である。「怒りが静まるのを待つ」「ほとぼりが冷めるのを待つ」「落ち着くのを待つ」とは、「扁桃体の活動が治まるのを待つ」ということに他ならないだろう。

人とうまくやっていくコツ・ケンカをしないコツは、自分および相手の扁桃体の活性化に十分注意を払っていくこと、ほぼこれに尽きるのではないだろうか。

◆扁桃体活性化の効能？

『ネガティブなエネルギーは刺激的でクセになるけれども、それへの中毒にならぬよう気をつけること。』

『嫌いな人についてグチの言葉を吐いたり、嫌いな人に対して「ムカツク」という思考にふけったりするのも、一瞬は気晴らしになったような錯覚が生じるだろう。しかしながら悪業のエネルギーがグツグツ煮られて報いを受けるときには、愚か者もついに苦しみを味わう羽目になる。』

扁桃体を強く活性化させることによって、覚醒して元気が湧き、ある種の快感が生じるのだろう。お隣の国の人達のように、また青色ＬＥＤでノーベル賞を受けた人のように、他者に対する恨みが生きる原動力になる場合があることも事実だろう。

しかしそれを繰り返していれば、周囲の人から嫌われたり敬遠されたりするだろうし、脳の偏った使い方が自分の性格・人格・脳に悪影響をもたらすことにもなるだろう。

まぁ、扁桃体を時おり活性化させるという程度であるならば、脳内（心の中）のバランスの点からも、脳（心）を活性化して元気を出すという点からも、むしろいいことなのかも知れない。しかしその場合も、他者に不快感を与えることは極力避けるべきであるのは当然である。

(2) 快感神経系を適度に活性化させる

◆生きる目的の達成

不快感を解消すること（扁桃体の活動を抑えること）に成功したら、次は人間本来の生きる目的＝快感を得ること（快感神経系を活性化させること）に向かうことになる。その方法について考えていこう。

◆期待感で活性化する

サルにエサを与えると、エサを目にした時に快感神経系が活性化する(1)。エサを与える2秒前に光（例えば緑色の光）の刺激を与えるようにすると、次第にエサを与えられた時ではなく、緑色の光の刺激が与えられた時に快感神経系が活性化するようになる(2)。エサそのものではなく、むしろ緑色の光の刺激が心地良い刺激となったというわけである。

次に、別の色の光（例えば青色の光）の刺激を与え、2秒後に50％の確率でエサを与えるようにすると、青色の光の刺激が与えられた時に快感神経系が活性化し、一旦活性が弱まった後、2秒後に向けて快感神経系の活性が強まっていくようになる⑶。まるで期待感が高まっていくように。

⑴と⑵は何れも一瞬で終わってしまう快感であるが、⑶は持続する快感である。ドーパミンの総量（快感の総量）も⑶が一番多い。期待感をもつこと自体が快感（それも持続する快感）なのである。

夢に向かって努力し続けることとは、実は多くの快感が持続的に得られる手段なのであり、たとえ成功しなくても、楽しく充実した毎日を送るための最高の手段であるのかも知れない。片思いをし続けることも、欲求が満たされず苦しい反面、楽しく充実している面も少なからずある、ということかも知れない。

◆スリル感・わくわく感で活性化する

当たり前のこと、わかりきったこと、結果が見えていることばかりやっていても面白くない。何が起こるかわからない、どうなっていくのか見当がつかない、結果が見えない、という状況こそが、スリル感・わくわく感が生じて快感・興奮が得られる状況であるのだろう。

囲碁や将棋の面白さは、単なる勝ち負けだけでなく、これから先どのように局面が展開していくのか予想がつかないということにもあるのだろう。ゲーム・スポーツ・小説・ドラマ・映画等はいずれも、始まる前も途中も、「これから先一体どのようにストーリーが展開していくのだろう？」というスリル感・わくわく感をもたらしてくれるものであると思う。

しかしどう転ぶかわからないという状況は、容易に不安感ももたらすだろう。どう転ぶかわからない状況を、不安と感じるか、スリルがあってわくわくすると感じるかは、その人次第でもあるのだろう。世の中全て賭けみたいなもの、常時安定しているものなどありはしない、ダメで元々、人間皆行き着く先は同じ……などという考えは、不安感を抑えてスリル感・わくわく感をもたらしてくれると思う。

我々はついつい安定を求めてしまいがちだが、生命も地球も宇宙も絶えず変化し続けているのであり、あまり安定を求め過ぎてはいけないのだろう。変わらないものなどないと覚悟を決め、変化の中にこそ楽しさ・面白さを見つけていくべきなのかも知れない。

◆勝負事で活性化する

多くの男は勝負事に熱中する。競馬・パチンコ・麻雀・各種スポーツ・各種ゲーム等々。攻撃本能や闘争本能が刺激されて元気になれるし、期待感・スリル感や勝った時の快感がたまらないのだろう。

勝った時には当然強烈な快感が生じるが、実は惜しい負けの時にも勝った時と同じくらいの快感が生じる。惜しい負けの場合、勝利への期待感やスリル感・ワクワク感が強力に生じ、それらによって快感神経系が強く活性化するのだろう。

勝った時はもちろん惜しい負けの時でも強い快感が生じるのだから、また負けた悔しさが次への動機付けになったりもするから、一旦ギャンブル依存に陥ると容易には抜け出せなくなる。相当負けが込んで心底嫌になって初めて、または他の強力な楽しみを見つけることができて初めて、そこから足を洗うことが可能になるのだと思う。

ギャンブルは安易な上にお金もからんでくるから、依存症に陥りやすく経済的問題も生じやすい。しかし、ある程度以上困難でしかも金目当てではないような勝負事なら、依存症に陥りにくく経済的問題も生じにくいから、人に迷惑をかけずに元気に生きていく上で非常に有効であると言えるだろう。

◆運動で活性化する

運動は体にも脳・心にも様々な好影響を与えることがわかっている。体に関しては、骨・筋肉・心肺機能・内分泌系機能の増強、毛細血管の伸長・分岐、痛みの軽減など。脳・心に関しては、神経の樹状突起の複雑化、認知機能の改善、不安の軽減、抗ストレス作用、抗うつ作用（第三章⑷）など。

また運動には、ドーパミンを放出して快感を生み出す強い効果があり、ランナーズハイなどの至福感・多幸感をもたらす。つまり運動は、直接的に快感神経系を活性化させる。

しかし運動も、何でもいいからただやればいいとか、何か一つだけをやっていればいいとかいうわけではないらしい。例えば、骨の維持・増強には骨に衝撃・振動が加わることが必須であり、自転車をこぐ筋トレばかり行っていた競輪選手が重度の骨粗鬆症に陥ったという。ストレッチ・歩行・筋トレ等、自分に合った複数の運動を見つけて続けていくことが、健康で元気に気分よく生きていくための非常に有効な手段であるということらしい。

◆甘いもので活性化する

糖質制限が大流行だが、多くの人にとって甘いものは魅力的で捨て難いだろう。快を感じることは生きる目的そのものであり、甘いものには強い快を生み出す効果がある、よって甘いものは当然捨て難いということになる。糖分の一番の問題点は、血糖値を上げることである。高血糖は糖尿病の原因になり、また血管内壁を傷つけて動脈硬化の原因になる。

ご飯（白米）一杯には、実はケーキ2個を超える程の糖分が含まれている（ご飯一杯…

55・2g、ショートケーキ一切れ：30g、チーズケーキ一切れ：20g）。つまりご飯一杯を止めれば、ケーキ2個を食べても構わないということになる。同じ量の糖分を摂るのなら、快感が多く生じる方がいいに決まっていると思うが。

ご飯には以下のような問題点がある。

①糖分がたいへん多いが甘味が少なく、そのためついつい食べ過ぎて糖分過多になりがちである（ケーキ2個など普通は気持ち悪くなって食べられないだろう）。

②味が薄いために濃い味のおかずが必要になり、塩分過多になって高血圧につながりやすい。

③満腹感が得やすいが栄養分に乏しく、ご飯だけで満腹になって栄養不足になる危険性がある（日露戦争時、白米ばかり食べていた陸軍兵士の多くがビタミン不足で脚気になり、2万7800人もの人が亡くなった）。

ご飯には以上のような体にとっての問題点・危険性があるにもかかわらず、甘味が少なく快感を生み出す力が弱い。ご飯は減らして少量のケーキやお菓子を食べている方が、体にも脳・心にもはるかに良いと思うが。

「日本の国は米作りと共に始まった」「稲作こそ日本人の原点だ」などと言う人が未だにいる

ようだが、これは大いなる間違いである。水田での稲作は、３０００年前頃（弥生時代の始め）に中国や朝鮮半島からの渡来人によってもたらされたが、日本列島には4万年前頃には人が住み始めている。そして、旧石器時代の細石刃等に見られる技術力も、縄文時代の自然と共存して自然物に神性や仏性を感じる繊細な心的傾向も、縄文人の遺伝子も（最新の核ＤＮＡ解析によると14〜22％）、現代の日本人にしっかり受け継がれており、むしろこれらこそが中国人・韓国人等の東アジア人（縄文人の遺伝子が0〜４％）と異なる日本人独自の特徴をもたらしていると考えられる。以上の事実からも、稲作や米にこだわり続ける必要性は全くないと思う。

◆感情を大きく動かして活性化する

ジェットコースター・バンジージャンプ・オートバイ・お化け屋敷・ホラー映画等は、恐怖心を引き起こす反面、大量のドーパミンを放出して快感を生じさせる効果もあり、だからこそこれらの行為に金と時間と手間をかける人が大勢いるのだろう。また、長時間の痛覚刺激によって快感神経系におけるドーパミン放出量が増加する（痛みを強く感じるほどドーパミン放出量が多い）、電気ショックで快感神経系が一時的に活性化する、うつ病の治療に電磁気による刺激が効果的である（第三章⑶）、などの例も知られている。恐怖・痛み・驚き・怒り・悲しみ等の負の感情であっても、とにかく感情が大きく動くことが快感を生むのである。

様々なことに興味・関心をもつこと、様々なことを体験すること、人と多く関わること、これらによって感情を大きく動かしていくことが、うつ病等に陥らずに元気に生きていく上で非常に有効なのである。

◆ポジティブ思考で活性化する

『いやな目に遭っても、逃げもせず拒絶もせず、「この程度の報いですんでよかった」と明るく受け入れるなら、悪しき業の借金はすうっと解消してゆくだろう。』

現実は一つであるのだが、その現実のとらえ方は無数にある。真実からそれない限り、また人に迷惑をかけない限り、現実をどのようにとらえようとその人の勝手だろう。だとすれば、どうせなら自分が気分良くなるような、つまり自分の脳と心の健康にプラスになるようなとらえ方をしていけばいいだろう（その方が周りの人も気分がいいし、実際に物事が好転する可能性も生じやすいのではないだろうか）。

ポジティブ思考とは、何事に対しても扁桃体を活性化させずに快感神経系を一定程度活性化させていくものの見方・とらえ方・考え方であると言えるだろう。物事の悪い面ではなく良い面を見る、何が起こっても良いふうに解釈する、何事も柔軟にポジティブに考える、現実を全て肯定的に受け入れる、どんなことにでも楽しみを見出す、どのような状況におかれても楽しく過ごす、とにかく現実を楽しむ……といった心がけが肝要だろう。

ポジティブ思考を心がけること・意識的に行うこと・習慣づけることによって、快感神経系を適度に活性化させつつ明るく元気に前向きに生きていくことができるのである。

◆新たな刺激で活性化する

快感神経系は、新しいもの・新鮮なもの・予期せぬもの・意外性のあるもの等に強く反応することが知られている。色々な食べ物・栄養を摂っている方が体に良いから、多くの相手と交わった方が遺伝子を残していく上で有利だから、近親婚を避けるため、色々な知識を吸収したり新しい技術を身につけたりすることが生存に有利に働くから等の理由で、そういう新しもの好きのシステムになっているということだろう。

ニュースに関心を持ち続けること、世の中の新しい事柄に積極的に関わっていくこと、自分にとっての新たな刺激を求め続けていくこと等が、元気に楽しく生きていく秘訣である、ということになるだろう。

◆無数の選択肢の中から

以上快感神経系を活性化させる方法について見てきたが、より具体的な手段については自分で見つけていく他ないだろう。第一章で述べたように、人間はありとあらゆることから快を得ることが可能である。つまり、ありとあらゆることが快感神経系を活性化させる手段になりうる。これはもう自分で試行錯誤して自分にフィットする手段を見つけていくしかないだろう（人マネではなかなかうまくいかないだろうし、人の意見も参考程度にしかならないだろう）。

ついつい口にしてしまいがちのことではあるが、「楽しいことがない」「つまらない」「もの足りない」などの原因は、ひとえに自分にあるだろう。不快なことが起こるのはもっぱら他者のせいかも知れないが、快なことがないのはさすがに人のせいではなく、自分の努力や工夫が足りないせいだろう。つまり自分が楽しいことは、無数の選択肢の中から自分で見つけていくしかないだろう。

第四章で述べたように、人間は放っておけばうつ病か、うつから逃れるために依存症か、そのどちらかに陥る危険性がかなり高いと思われる。その罠に落ちないためにも、また本来の生きる目的を達成していくためにも、自分に合っていること・自分にとって楽しいことを見つけていく作業は極めて重要である。そしてその作業は、知識や直感を駆使しつつ真の自分を見つけていく楽しくやりがいのある道程であるに違いないだろう。

を提示したい。

◆依存症・うつ状態・うつ病からの脱出

依存症・うつ状態・うつ病からの脱出という非常に困難な問題に、あえて単純明快な解決法を提示したい。

依存症から脱出するためにはどうすればよいだろうか。人間は快を得るために生きているのであるから、依存している行為をただ単に止めさせることは生きる目的・生き甲斐を奪うことに等しく、非常に困難であるというばかりか非常に残酷な行為であると言えるだろう。人間は楽しいことをやらないわけにはいかないのであるから、依存性が高くない何か別の楽しみを見つけていくしかないだろう。依存対象によって体を壊したり経済的に破綻したりする前に、周囲も協力して何が何でも別の楽しみを見つけ出すべきだろう。

うつ状態・うつ病から脱出するためにはどうすればよいだろうか。うつ状態・うつ病は快感神経系の機能が恒常的に低下してしまっている状態であるから、何らかの楽しいことを行うことによって快感神経系の活性を徐々に復活させていくしかないだろう。その際、「何らかの楽しいこと」に「依存性が高いこと」を選ばないよう要注意である。完全なうつ病や自殺に陥る前に、周囲も協力して何が何でも何らかの楽しいことを見つけていくべきだろう。

以上はいずれも困難な道ではあるが、病から逃れて元気になるという意味でも、本当の自分を見つけていくという意味でも、本来の生きる目的を達成していくという意味でも、非常にやり甲斐のあることであるに違いない。

⑶「快・不快による支配」からの脱却

◆快・不快と理性の関わり

本章及び本書の最後に、理性・快・不快の三つどもえの関係に着目しつつ、快・不快に支配されずに（振り回されずに）生きていくにはどうすればよいか、不快を抑えつつ適度な快を得て生きていくにはどうすればよいか、そうした時に理性はどのように関わっていけばよいか、といった点について考えていきたい。

◆快・不快と結びつけない

快・不快に支配されないためには、ものごとをなるべく快・不快の感情と結びつけないことがまず大事だろう。例えば、出身地・家柄・家族・育てられ方・学歴・職歴などといったことは、すべて過去のことであって今更どうしようもないことである。そんなことを快・不快の感情と結びつけて、自慢気に話をする人は愚かで見苦しくてはた迷惑だし、コンプレックスや不満を抱き続けている人も愚かで見苦しくて時にははた迷惑である。

人から何か言われたとかされたとかいうことも、すべて過去のことであって今更どうしようもないことであるし、そもそもがどうでもいいような（忘れても全然かまわないような）話でもあろうから、そんな記憶を快・不快（特に不快）の感情と共にいつまでも再生し続けている人も当然愚かである。

日常的なこと・身の回りのこと等について、「あれは好き」「これは嫌い」などと口癖のように言っている人ももちろん愚かである。

「今更どうしようもない」「そんなこと大したことではないしどうでもいい」「そんな話を人に聞かせても迷惑なだけだ」「そんなことを思っていても（言っていても）無駄以外の何物でもない」などと理性ではっきり割り切ることによって、快・不快の感情と結びついたしょうもない情報や何でも快・不快の感情と結びつけるしょうもない習慣を減らしていくことが可能だろう。

◆理性を維持する・取り戻す

『他人から「イヤな奴」と非難されても「素敵な人」とおだてられても、そんな言葉はさらりと聞き流し、心はどっしり揺らがず平静なまま。非難されて苦しくなるなら心は暴走して自由を失い、おだてられて調子に乗るならやはり心は乱れて自由を失う。』
『誰かに冷たくあしらわれる苦痛を受けても、その苦痛に落ちこまない。誰かに優しくされて快感が生じても、その快感に浮かれない。こうして君の手には、苦痛と快感に支配されなくなった自由が残るだろう。』

人の言葉にそのまま感情的に反応するのではなく、時には聞き流すこと、理性でワン・クッションを置くこと、冷静で客観的な視点を失わないこと等が重要なのだろう。たとえ非難されて扁桃体が活性化したり、おだてられて快感神経系が活性化したりしても、冷めた部分（理性）を心のどこかで維持したり取り戻したりすることが必要なのだろう。

快や不快に支配され続けている状態は、愚かで見苦しくてはた迷惑であると同時に、仏さんが言うように、真の自由が失われている状態でもあるのだろう。

◆今この瞬間に集中する

『過去を思い出して悲しむことなく、未来を空想してぼんやりもせず、ただ、「今、この瞬間」へと心が専念していれば、君の顔色は活き活きとして、ぱーっと晴れやかになる。……過去や未来という非現実に心を溺れさせるなら、やがて心も身体もグッタリしてくる。』

これは仏教で言う「即今只今《そっこんただいま》」ということだろう。「今この瞬間に全身全霊を込めて集中せよ」ということである。動物の脳も人間の脳も、周囲からの刺激に素早く反応するなど、本来現実の世界に対応していくための器官である。過去・未来・空想の世界・バーチャルな世界等にこだわったり入り浸ったりすることは、人間本来の姿ではなく不自然で不健康なことであるのだろう。今現在に集中することによって、脳も体もスムーズに働き出すのである。

今現在に集中している状態＝無の状態＝雑念が消えている状態だろう。「雑念」には快・不快の感情が元になって形成されるものと、意識・理性が元になって形成されるものがあるのだろう。自惚れ・不安・自意識・迷い等の雑念がほんの一瞬入り込むだけで、体のスムーズな動き・素早い動きが損なわれ、ミスを犯したりチャンスを逃したりしてしまうことは、筆者も草野球や草サッカーでよく経験した。

快・不快の感情は障害になることが多いが、意識・理性も強過ぎず適度に働くことが重要である、または、運動時など時と場合によっては意識・理性の働きが障害になることがある、ということだろう。今現在に集中することによって、快・不快の感情も余分な意識・理性も消すことができ、脳と体の理想の状態に近づけるのである。

◆「適度な快」「無」で「雑念」「不快」「苦」を消す

心の中に「雑念」「不快」「苦」を生まない生き方として、「適度な快」を得ながら生きていく方法と、「無」の状態になって生きていく方法の、大きく二つがあると思われる（第五章(5)）。

楽しいことは楽しんで（快感神経系を適度に活性化させて）行い、そういう時間を確保するためにも、その他のこと（日常的なこと、義務的なこと）は「無」になってさっさと片付けてしまう、というような心の持ちようが理想的ではないだろうか。そのように心がけることによって、「雑念」「不快」「苦」が心に生じる余地は大幅に減少するはずである。そしてそういう心の持ちようを実現し習慣づけていくのは、やはり理性の役目ということになるだろう。

◆複数の楽しみをもつ

タバコや薬物は、依存症に陥る危険性が非常に高いし、それ自体が体に与える害も非常に大きいから、絶対に止めた方がよい。ギャンブルも依存症になりやすいし、経済的な破綻も起こりやすいから、極力止めた方がよい。酒も依存症になりやすいし、体に害もあるから十分気をつけた方がよい。

その他のあらゆる行為にも依存してはいけない。単一の欲求・快感に依存して生きていくことは、気持ちを上昇させる（快感神経系を活性化させる）手段が一つしかないという意味でも、次第に快感が低下してくる（ドーパミンの出が悪くなってくる）（第二章(4)）という意味でも、そのことにますますしがみつくしかなくなってくる（第二章(5)）という意味でも危険である。

意識し、理性を働かせ、努力し、工夫して、依存性・危険性が低い趣味・楽しみを複数もつようにすべきであると考える。快感神経系を適度に活性化できる手段をいくつか確保してそれらを順繰りに行っていれば、依存症にもうつ病にも陥ることなく、「雑念」「不快」「苦」にとらわれることもなく、脳・体の特定部分を酷使し過ぎることもなく、気分転換をしながら楽しく明るく元気に生きていくことができるはずである。

◆理性の働き

すべての哺乳類は快感神経系と扁桃体をもち、快・不快の記憶が強力に形成されて依存症にもうつ病にも陥る可能性がある（第四章(1)）。人間は「記憶の自発的再生能力」を身に付けることによってその危険性が大きく高まったが（第三章(6)）、その一方で理性という極めて強力な武器が大きく発達してきた。

(3)において見てきたように、理性の働きによって、ものの見方・考え方・習慣・心の持ちよう・生き方を決定していくこと、自らの感情（快・不快）の活動を認識しコントロールしていくこと等が可能であり、快・不快に支配されたり依存症やうつ病に陥ったりしないためには、やはり理性の働きが極めて重要だろう。

一般に理性的な人は、考え込んだり本能や感情を抑圧したりすることが多く、うつに陥りやすい印象があると思う。しかし、うつという気分・感情を未然に防いだり改善したりしていくのもまた理性の働きである。本能や感情を適度に（人に不快感を与えない程度に）解放し、それによって快感神経系を適度に（依存症に陥らない程度に）活性化させ、それによって扁桃体の活性化やうつ病を未然に防いで生きていくのが真に理性的な生き方であるのだろう。

◆いつも平然と

『他人から罵《ののし》られても批判されても、尊敬されても称賛されても、どちらにしても同じ心でいるように。』

『他人から批判されたりマイナス評価を受けたりしても……うろたえることのないように。他人から褒められたり称賛されたりしても……傲慢になることのないように。』

一般に、他者からののしられると扁桃体が活性化し、ほめられると快感神経系が活性化する。扁桃体が活性化しているより快感神経系が活性化している方が脳や体にとって望ましい（明るく元気に前向きでいられる）。「しかるよりほめて育てよ」というのはそのためだろう。

ほめられることとの問題は、優越感・傲慢さ・自惚れ・自信過剰等が生じやすいことだろう。これらが生じると快感神経系を自ら活性化させ続けることになり、それが理性・客観性・判断力・注意力等の低下を招くと考えられる（第六章(2)）。

つまり、扁桃体が活性化している状態は良くないが快感神経系があまりに活性化し続けている状態も良くない、感情（快・不快）に振り回されないようにしていなさい、いつも理性が働く状態にしておきなさい、いつも平然としていなさい、ということになるだろう。

◆脳と心の理想の状態

『……万事が順調に進んでいるときも、舞い上がり調子に乗ることがない。……逆境に立たされているときも、落ち込む打たれ弱さがない。いかなる状況のなかでも、心がぶれることなく、ネガティブにならず、心のノイズを離れて安らいでいられる。これこそが最高の幸福。』

『心が安らいでいて平静であれば、いかなるところで、いかなることが起ころうとも、心がくじけることもなく、心がへこむこともなく、負けるということがない。それゆえに、どこにいても心が幸福でいられる。これこそが最高の幸福。』

どのような状況に置かれても、扁桃体を活性化させ続けることなく、快感神経系と理性を適度に活性化させ、楽しみつつも落ち着いて冷静で平然としている。これこそが脳と心の理想の状態であるということだろう。

⑷ 第七章のまとめ

＊人の心には、「理性が優勢」「快が優勢」「不快が優勢」の三つの状態がある。自分のためにも周囲の人達のためにも、「不快が優勢」の状態にだけはなるべく陥らないようにすべきである。

＊理性の働きと感情の働きは反比例の関係にある。感情（快・不快）の暴走を止める（コントロールする）最大の武器は理性である。

＊快（快感神経系の活動）と不快（扁桃体の活動）は反比例の関係にある。快感神経系を活性化させる（させていく）ことが、扁桃体の活性化を直接的に抑える（抑えていく）非常に有効な手段である。

＊ストレスを減らす・副交感神経を優位にする・ネガティブにならない・時には諦める・体を動かす・行動する等によっても、扁桃体の活性化を抑えていくことができる。

＊人とうまくやっていくコツ・ケンカをしないコツは、自分及び相手の扁桃体の活性化に十分注意を払っていくことである。

＊期待感・スリル感・ワクワク感・勝負事・運動・甘いもの・感情を大きく動かすこと・人と多く関わること・ポジティブ思考・新たな刺激等で、快感神経系を適度に活性化させて生きていくことができる。

＊うつ病にも依存症にも陥らないために、また生きる目的を達成していくために、自分に合っていること・自分にとって楽しいことを見つけていく作業は極めて重要である。
＊今現在に集中することによって、快・不快の感情も余分な意識・理性も消すことができ、脳と体の理想の状態に近づくことができる。
＊心の中に「雑念」「不快」「苦」を生まない方法として、「適度な快」を得ていくこと、「無」の状態になること、の大きく二つがある。
＊快感神経系を適度に活性化できる手段を順繰りに行っていれば、依存症にもうつ病にも陥ることなく、「雑念」「不快」「苦」にとらわれることもなく、気分転換をしながら楽しく明るく元気に生きていくことができる。
＊本能や感情を適度に（人に不快感を与えない程度に）解放し、それによって快感神経系を適度に（依存症に陥らない程度に）活性化させ、それによって扁桃体の活性化やうつ病を未然に防いで生きていくことが望ましい。
＊どのような状況に置かれても、扁桃体を活性化させ続けることなく、快感神経系と理性を適度に活性化させ、楽しみつつも落ち着いて冷静で平然としている、これこそが脳と心の理想の状態である。

※理性・客観性を維持すること、複数の手段で快感神経系を適度に活性化させていくこと、無の状態になること等によって、感情の暴走・扁桃体の活性化・依存症・うつ病・雑念・不快・苦等を抑えて（防いで）いくことができる。つまり快・不快による支配から脱却することができる。

主な参考文献

①小池龍之介編訳『超訳　ブッダの言葉』ディスカヴァー・トゥエンティワン
②デイヴィッド・J・リンデン『快感回路』河出書房新社
③ジェームズ・L・マッガウ『記憶と情動の脳科学』講談社
④NHK取材班『ここまで来た！　うつ病治療』宝島社
⑤NHK取材班『病の起源　うつ病と心臓病』宝島社
⑥廣中直行『快楽の脳科学』NHK出版
⑦磯村毅『二重洗脳』東洋経済新報社
⑧磯村毅『依存症のカラクリ』秀和システム
⑨国里愛彦他「うつ病において報酬系の機能は阻害されるか？」『群馬大学教育学部紀要』
⑩斎藤成也『日本人の源流』河出書房新社

気谷　昭広（きたに　あきひろ）

1958年石川県生まれ。東京都立大学理学部地理学科卒業。都立高校教諭（地学・生物学）として24年間、都立特別支援学校教諭として10年間勤務。著書に、『地学IA問題集』（東京書籍）、『脳内バランスの法則』（文芸社）等。人類進化・脳科学等に関心が深い。

「快・不快による支配」からの脱却
――脳科学的人間論

2019年3月10日　初版第1刷発行

著　者　気谷昭広
発行者　中田典昭
発行所　東京図書出版
発売元　株式会社 リフレ出版
〒113-0021　東京都文京区本駒込 3-10-4
電話 (03)3823-9171　FAX 0120-41-8080
印　刷　株式会社 ブレイン

ISBN978-4-86641-208-5 C0010
Printed in Japan 2019

ご意見、ご感想をお寄せ下さい。

［宛先］〒113-0021　東京都文京区本駒込 3-10-4
東京図書出版